ちくま新書

養老孟司入門

――脳・からだ・ヒトを解剖する

布施英利
Fuse Hideto

1556

養老孟司入門

——脳・からだ・ヒトを解剖する【目次】

序章――一九八五年　007
脳より大切なものがある／最後の解剖学者／書き下ろしの著作を読み解いていく

第一章　『形を読む』――一九八六年　021
生物の形態を読み解く四つの視点／「数学的・機械的な見方」とは／「機能的な見方」とは／「発生的な見方」とは／「進化的」な見方とは／「重複と多様性」とは／相同と相似／自己と対象／「形態の意味」とは／見方を統一する

第二章　『唯脳論』――一九八九年　055
『唯脳論』を連載していた頃／現代は、要するに脳の時代だ／ヒトの脳の特徴は「交換」である／お金と言語は、同じもの／運動系が「目的」を生んだ／意識とは「脳を知る脳」のこと／心と脳と体の関係／死体とは、都市に残された最後の自然である

第三章　『解剖学教室へようこそ』――一九九三年　095
解剖学教室へようこそ／そもそも解剖とは／解剖には何カ月という長い時間がかかる／解剖に使う死体は、どこから来るのか／誰が解剖を始めたのか／人間と機械は、どこが違うのか

第四章　『考えるヒト』――一九九六年　123
「塀の上を歩け」とは／脳が脳をわかるか？／「脳と心は違う」のか／入力から出力へ／脳への情報入力／脳からの情報出力は「筋肉」のみ／世界像を構築する／意識について考える／「無意識」とはどういうものか／「たまには人間の自然を考えなさい」／口笛吹いて去る姿

第五章　『バカの壁』――二〇〇三年　163
本を書くことの「一種の実験」／われわれは自分の脳に入ることしか理解できない／「共通了解」と「強制了解」／個性が大切だというのは話がおかしい／「知る」と「死ぬ」／「情報は変わらない」とは／ピカソは、どのように天才か／利口とバカは少数派／お金の話は、脳の話である／「私の考えは、二元論に集約されます」／「自分の壁」を超える

第六章　『無思想の発見』――二〇〇五年　201
そもそも「自分」なんてものはない／だれが「自分」を作るのか／「世界中どこに行っても通用し、百年経っても通用する」もの／「私の心」とは、私だけのものなのか／「思想なんてない」という思想／般若心経とつながる／二人の解剖学者、三木成夫と養老孟司

第七章　『遺言。』――二〇一七年　241
自発的「書き下ろし」本／絶対音感／感覚所与とは／養老式二元論の図式／「イコール」があるか、ないか／民主主義と脳／時間の中での「同じ」／不死へのあこがれ／デジタルは死なない／ヒトはなぜアートを求めるのか

終章――二〇二〇年　279

養老孟司の著作一覧　294

注：本文中の養老孟司作品からの引用は、単行本版か新書版のいずれかを底本としている。

序章——一九八五年

この本は、養老孟司《ようろうたけし》入門というものです。

養老先生の著作は、たくさんある。既に養老先生の本を何冊も読んだ、という方も多いだろう。しかしどれを読んだらいいのか、迷われる方もいるかもしれない。もちろん、どれでも一冊、気になった本を手にとって読み始めるのでいい。しかし、こういう養老孟司入門とタイトルのついたこの本から読み始めて頂くのもいいのではないか。あるいは、既に何冊も読んだという方には、この本が養老先生の世界をより深く理解する一助になれば、とも思う。

この「入門書」は、ひとつの意味としては、そんなふうに、読者の方にとっての入門になればということであるが、同時に著者である自分にとっては別の意味もある。つまり、自分の人生、とくに研究人生とは何だったのか、といえば、それは「養老先生という門」を叩く入門であった、ということだ。さらにその入門の時間は、今も続いている。その意味では、この本の執筆は「養老孟司入門」であり続けた自分の人生を見つめ直し、自分の頭の中を整理する作業でもあった。

もう前世紀の話で一九九〇年代のことだが、自分は、東京大学・医学部・助手（文部教官）という仕事をしていた。所属は、解剖学第二講座というところで、ひらたく言えば、養老孟司先生の研究室の助手で、医学部の学生への教育に関することとか、養老先生の仕事の手伝いとか、自分の研究をするというのが職務だった。

その頃のことで、いろんなシーンが思い出される。まずは、その話から。

†脳より大切なものがある

養老先生は、いつでも本を読んでいた。

ある日、大学のトイレで用を足していた。医学部本館にあるトイレの窓からは、銀杏《いちょう》並木が見える。自分が景色を眺めてジャーッとやっていると、誰かが横に立つ。見ると養老先生だ。挨拶しようとしたが、やめた。片手に本を持って、小用を足している。その集中した姿に、話しかけてはまずい、と思った。殺気すら感じた。養老先生は、自分（つまり布施）がいることに気がつかなかったかのように、用が済むと、本を読みながらトイレを出て行った。

養老先生は、どこでも本を読む。赤門から医学部へ続く並木道でも、本を顔の前に掲げ、歩いていた。養老先生は、そんな読書癖をエッセイでも書いている。電車で読む。風呂で読む。それは決して誇張ではない。恩師が本を読みながら入浴しているという姿を見たことはないが、少なくともトイレでは立ったまま読んでいた。

当時の養老先生の思い出は読書する姿だけではない。おそろしいまでに記憶力が良い人という印象もあった。たとえば数日前に話したことを、細かい言い回しまですべて覚えている。「布施くんが言った、その時のあれは……（「その」「あれ」には具体的な言葉が入る）」と、詳細に話す。よくぞ何でも覚えている、そんな人、初めてだった。

しかし記憶力が良いだけなら、録音機能のついたビデオと同じである。養老先生の驚くべきところは、発想も鋭い。ユーモアもある。つまり、ほんとうに頭が良い。冗談も多かった。四〇〇万部を超える大ベストセラーとなった『バカの壁』でも使われる「バカ」という用語だが、先生はその頃からこの言葉を愛していた。解剖学教室には、動物の骨も多い。そこで馬と鹿の骨を並べて、これがホントの馬鹿の骨だ、などと言って面白がっていた。

恩師から学んだことは多いが、この「馬鹿の骨」は応用がきく。ぼくは伊豆の山でイノシシ狩りをする。稀《まれ》にだが、狩り仲間の罠に鹿がかかることがある。いっぽう馬刺しならスーパーに売っている。そこで二つの肉を入れたクーラーボックスを持って、いつか鎌倉の先生のお宅に馳せ参じたい。「先生、とうとう馬鹿料理ができました！」と。

養老先生の最初期の著書に『脳の中の過程』（一九八六年、哲学書房）という本がある。一九八八年に自分は最初の単著『脳の中の美術館』（筑摩書房）という本を二七歳で出したが、なんのことはない、そのタイトルは『脳の中の過程』の最後を「美術館」に変えただけである。

自分の話はともかく、養老先生の『脳の中の過程』だが、この本には既に「馬鹿の壁」という言葉が出ている。新書『バカの壁』（二〇〇三年、新潮新書）には、『形を読む』（一九八六年、培風館）から取ったとあるが、それ以前に雑誌に書いた文章を集めた『脳の中の過程』に、すでに登場している言い回しである。どの本が初出かという詮索はともかく、「バカの壁」は、先生が著作活動を始めた頃からの、いわばライフワークともいえるテーマでもあった。

養老孟司といえば「脳の人」である。『脳の中の過程』という本のタイトルもそれを語っているし、初期の代表作は『唯脳論《ゆいのうろん》』（一九八九年、青土社）である。NHKテレビ『脳と心』でキャスターを務めたことも、そのイメージを補強している。しかし実際は、養老先生の思想は反＝脳である。『唯脳論』でも、タイトルに惑わされずに本文をしっかり読めば、そこに書かれたメッセージは「脳より大切なものがある」ということだとわかる。その大切なものとは、身体とか自然である。

しかし、養老先生の本領は、やはり「脳」にあったと思う。『バカの壁』というタイトルが暗示しているのも、頭が良いとか悪いとか、ようするに脳をめぐっての話だ。おそらく養老先生の才能は、脳をめぐるあれこれを語るとき、いちばん言葉にリアリティや強さが出た。脳、バカ、そういうものを論じるのに、もっとも適したキャラクターをもっている、ということなのかもしれない。そして、養老先生が、「脳より大切なものがある」というメッセージを送ろうとしたのは、まさにそんな「自分」を乗り越えるチャレンジだったのかもしれない。

†最後の解剖学者

話は変わる。

自分が養老先生に初めてお会いしたのは、一九八五年、自分が二五歳の時だった。当時、自分は東京藝術大学の大学院生だったが、同時に東京大学医学部解剖学教室に特別研究生という身分で出入りさせてもらえることになった。いわば内地留学のようなもので、週に三日は上野の藝大に、残りの三日は本郷の東大に通う日々だった。そこで、自分は養老先

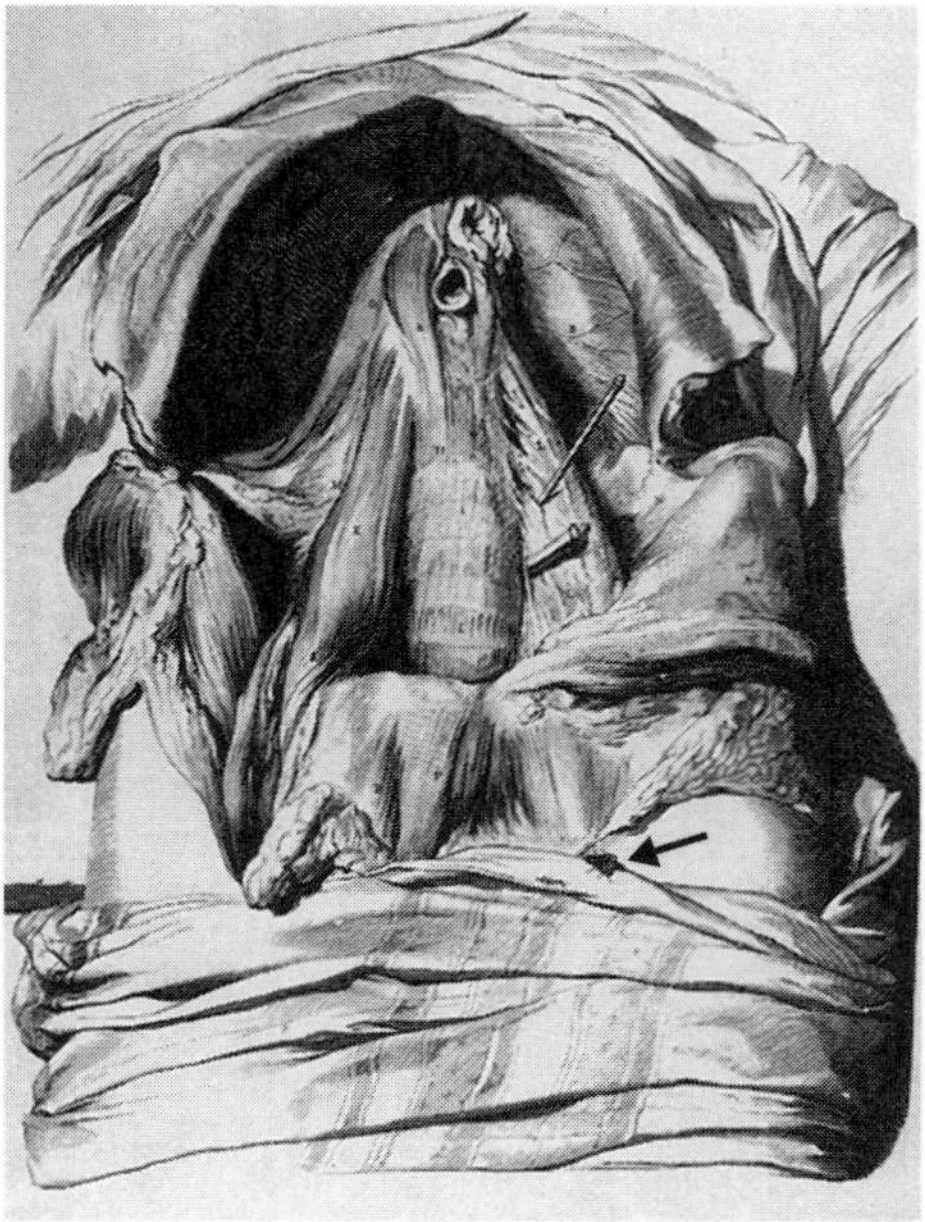

『ビドロー解剖書』(1685、アムステルダム)から。死体を覆う布(図中の矢印部分)に、ハエが一匹止まっている

生と、解剖図をテーマにした共同研究をさせていただくことになった。

先生の指導法はこうである。たとえば都内に、古い医学書を集めた研究所がある。そこに自分を連れて行く。ライブラリーから大きな解剖書を一冊取り出す。一七世紀にオランダで出版された『ビドロー解剖書』だった。ラテン語の解説文とともに、たくさんの美しい解剖図が載っている。こういう絵の研究が、自分のテーマだった。

養老先生がその中の一ページを開く。内臓を取り去った解剖体が描かれている。

「布施くん、ここにハエが止まっているだろう」

養老先生は、その解剖体の男の、足にかけられた布の部分を指す。たしかに、左足の付け根あたりにハエが一匹、描かれている。

「どうして、ここにハエがいると思う。考えてみなさい」

それが養老先生のアドバイス法だ。あとは、自分が答えを出すしかない。

「ともかく、毎日、毎日、この解剖図を見ていなさい。そうすれば、いつか何かが見えてくる。その何かをぼくに語りなさい」

こちらも真剣である。「何か」が見えたら、本になる。大学院生の自分にとって最初の著書である。そこで下宿にその本の複製を持っていき、毎日、眺める。絵に近づいたり離れたり、目を細くしたり開いたり、また、絵から離れていろいろ考える。ハエってなんだ？　絵ってなんだ？

　そうしていくうちに、たしかに何かが見えてきた。そうやって養老先生とぼくの共著『解剖の時間』ができあがった。

『解剖の時間』は、共著であるが、まずは自分が原稿を書くことから始めた。そこで養老先生の著作『ヒトの見方』や『脳の中の過程』の文章を参考にした。共著なので、まずは養老先生の文体に合わせないといけないと考えたのだ。しかも都合がいいことに、いくら養老先生の本からアイデアを取っても盗作にならない。何しろ養老先生との共著を書いているのだ。そうやって、自分は養老先生の本を「先生」にして、恩師の考えや文体を、自分の血肉とする作業をした。

　もちろん、自分が書いた原稿だけでは足りない。浅い。そこで『解剖の時間』は、まず自分が原稿を書き、次の作業で、養老先生が加筆修正をする。新しい章も書き足していただいた。そうやって完成した。

　自分が養老先生から与えられたテーマは、解剖図の歴史だった。しかしそういう研究をしていると、解剖図の「図」を離れて、解剖学そのものの歴史に目がいくようになる。養老先生は解剖学者である。その恩師は中井準之助先生というが、当たり前だが解剖学者で、さらにその恩師に小川鼎三《おがわていぞう》という解剖学者がいる。そうやって、解剖学の歴史は続いてき

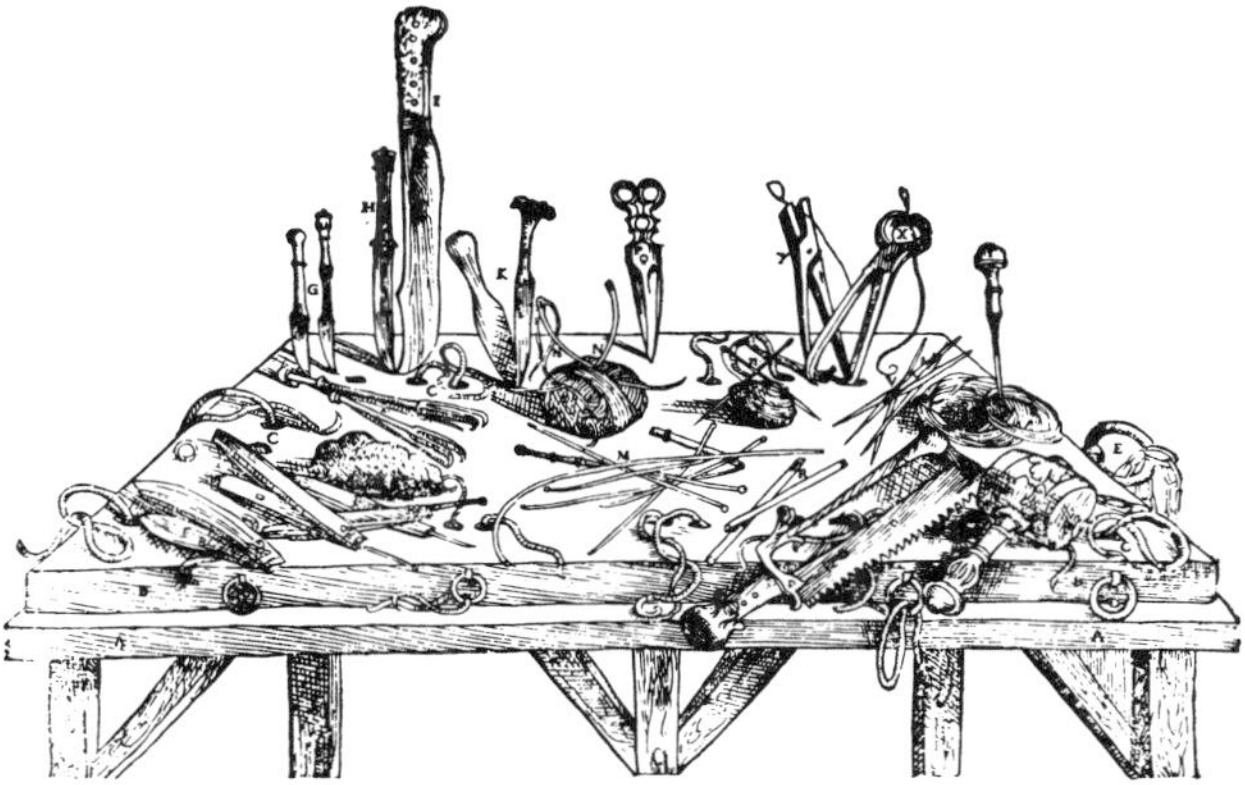

ヴェサリウスの解剖用具。『人体構造論』より。16世紀には、解剖学の手段はこれらの道具と、肉眼による観察だった

た。明治や江戸の日本だけではない。ヨーロッパでは、ルネサンス時代のレオナルド・ダ・ヴィンチや、一五四三年に『人体構造論』を著した解剖学者アンドレアス・ヴェサリウスまで歴史を遡ることができる。

解剖学は伝統のある学問である。しかしそれは、時代遅れの学問ということでもある。何しろ、今では電子顕微鏡で細胞を覗いたり、クローンだ、臓器移植だ、再生医療だ、iPS細胞だ、という時代だ。そんな中で、メスとピンセットを手に人体の解剖などしても、新しい発見などない。二〇世紀というのは、解剖学というジャンルが、一つの終焉を迎えた時代でもあった。養老先生も退官した今、東京大学には「解剖学教室」という名のセクションはない。

だから、自分は養老孟司先生のことを、最後の解剖学者と呼びたい。

この「最後の」というか「終わり」というか、曲がり角は、養老先生自身の人生にもあった。ぼくが東大の解剖学教室に出入りする少し前、どうやら先生は別のスタイルの学者であったらしい。顕微鏡の前に坐り、手では死体や小動物を解剖し、あれこれ研究していた。ぼくが養老先生のところに通うようになった頃、研究室の人はしばしば、「養老先生は変わった」と呟いていた。確かに、その数年前から、学術雑誌でない雑誌に文章を書き、テレビで小説家と対談し、そして解剖学だけでなく社会を論じるというような活動も猛烈にはじめた。そもそも、自分のような芸術大学からの大学院生を、医学部の研究室に迎えること自体、かなりなことである。その意味では、自分が知っているのは、「解剖学者以後」の養老先生でしかないのかもしれない。

しかし先生は、五十代半ばすぎまで、解剖学教室で研究生活を送っていた。人生のほとんどである。いくら活動のスタイルが変わったといっても、解剖学者であることは骨の髄まで染み込んでいる。やはり何をしても解剖学者なのである。この本の第一章では、養老先生の本『形を読む』を取り上げるが、そこには、特に解剖学者としての面影が色濃く刻まれている。

解剖学の歴史の始まりをレオナルド・ダ・ヴィンチあるいはヴェサリウスとしても、五

○○年以上の時間が流れた。古代ギリシア、あるいはエジプトまでその起源を遡れば、とてつもない時間の流れである。そういう一つの学問の伝統が、一体、どんな終わり方をするのか。

解剖学とは、自然科学である。だから客観的な真理が探究される。しかし研究室で、ふと、解剖する手を止めて、「解剖とはなにか?」「ここにある死体とはなにか?」そして「ヒトとはなにか?」を考えることがある。普通、自然科学では、そういうことは問わない。目の前のデータを整理するだけで手一杯だからだ。しかし、解剖をしていれば、誰でもふとそんなことを考える瞬間がある。だが、科学ではそういうことは邪念だということで切り捨てられてきた。科学者には、他にすることがあったのだ。

しかし、「最後の解剖学者」がやったのは、そこで敢えて手を止めてみることである。「解剖とはなにか?」「ここにある死体とはなにか?」そして「ヒトとはなにか?」、そう考えることは、これも解剖学なのではないか。それを最後の解剖学者の姿、と言いたい。

もちろん、これからも若い解剖学者は次々と現れることだろう。つまり最後の解剖学者とは、あくまで「ある態度」を指している言い方だ。それまでの歴史を背負って総括し、それを別の分野にもつなげる。それが「最後の」解剖学者というスタンスなのだ。

解剖学には、しっかりした内容の教科書がある。もう完成している。やはり、それが解剖学そのものなのかもしれない。しかし実際の解剖をしていると、今でも教科書には載っていないものがいろいろ見えてくる。手触り、匂い、思念。解剖とはそういう五感や知性に包まれてやる作業である。だが、学問が整理され、完成していくなかで、多くの感触が切り捨てられていった。客観的な科学からは、雑念が追い払われていった。それらは「解剖学以前」、つまり学問以下のことだと考えられたのだ。

しかし最後の解剖学者は、完成した体系を前に、それに押しつぶされまいと、再び自分で考えることを始める。解剖学以前に戻る。ある意味、時代遅れの思考である。だがその時、陸上のトラック・レースで最後尾を走っていたはずのランナーが、一周遅れで突如トップの位置に立つように、脚光を浴びる。最後であるがゆえに、最初になる。それが養老先生の成功の図式なのだろう。解剖学は、その歴史の終わりに、大きく花開いた。古いものは、新しい。

†書き下ろしの著作を読み解いていく

この本は、第一章『形を読む』(一九八六年刊、初版。以下、刊行年について同じ)から始まり、養老先生の書き下ろしの著作を読み解いていくという構成になっている。

養老先生の書き下ろしの本には、その『形を読む』(培風館)と、『解剖学教室へようこそ』（筑摩書房）、『考えるヒト』（筑摩書房）、『無思想の発見』（筑摩書房）、そして『遺言。』（新潮社）の五冊がある。その五冊に、養老先生の代表作ともいえる『唯脳論』（青土社）、『バカの壁』（新潮社）を加えた七冊を、それぞれの章で取り上げていくことにする。つまり、この本は、まず養老先生の書き下ろしの著作を読み解く、というのが軸になっている。

なぜ、書き下ろしなのか？

いまでも、はっきりと覚えている光景がある。東大の解剖学教室で、談話室のような部屋で、一人で寛《くつろ》いでいた時、養老先生が現れた。そして手にした新しい本、できあがったばかりの『形を読む』を差し出して、「新しい本ができたよ。読んでみて。やっぱり、書き下ろしは良いな」と力強く言った。それまで養老先生は、雑誌に書いた短文を集めた本や、対談本など、何冊かの著作があった。しかし一冊の本として、新しく構成を考え、体系立てて、一つの世界を作る書き下ろしという形式に、強い手応えを感じていたようだった。

「やっぱり、書き下ろしの本は良いな」

その言葉は、それ以後、長い間、自分の脳裏に響いている。だから、養老先生の世界の本質を知るには、やはり書き下ろしの本を読み解いていくことなのだと思う。あれこれ思索し、短い文を書き、アイデアの引き出しが増えていく。それらが熟成され、一つになり、そしてある時「書き下ろし」という形で、体系立った一つの宇宙が出来上がる。そんな書き下ろしを読んでいくことで、養老先生が考えたことに迫りたい。

この本で書いた「養老孟司の読み方」を体得していただければ、ここで取り上げていない他の養老先生の本を読み解く助けになる、そうなればと願ってもいる。

また、もし養老先生が、生涯で一冊の本を書いただけなら、どのような本になるか。この『養老孟司入門——脳・からだ・ヒトを解剖する』という本での自分の試みは、そういう作業でもあった。

ともあれ、養老孟司の著作を、あらためて読み解いていこう。

まずは、最初の書き下ろしの本、『形を読む』から。

第一章

『形を読む』——一九八六年

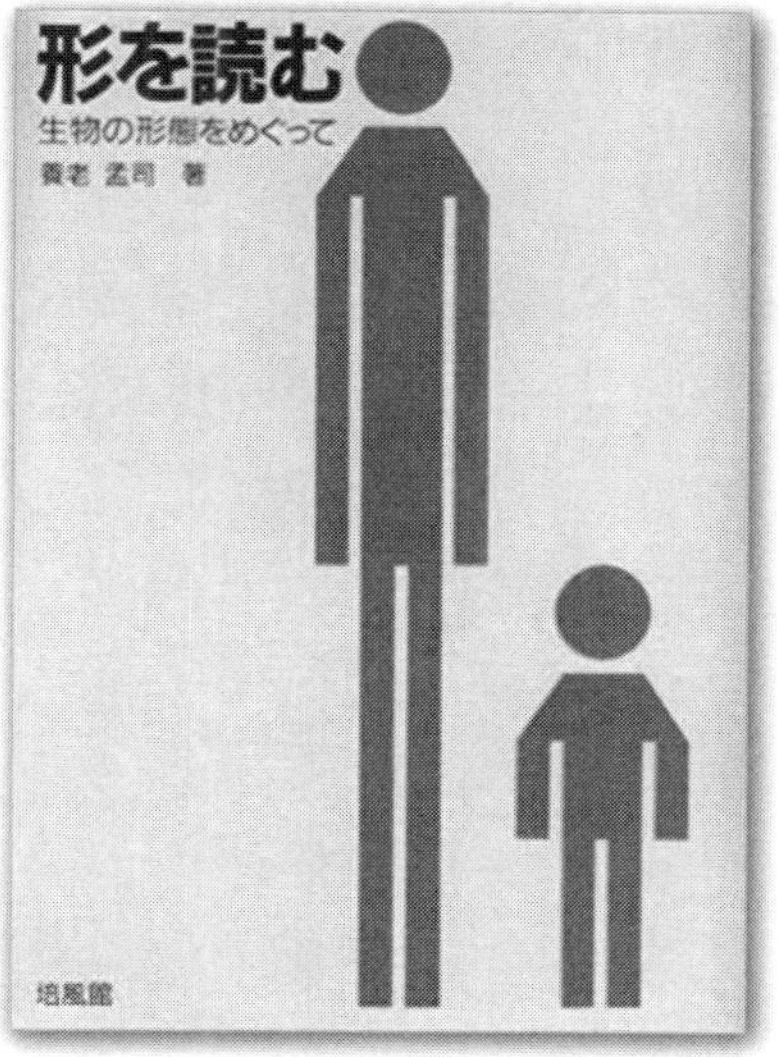

「これは、私の形態学総論である。」

『形を読む』の第一ページに、そんな文章がある。

形態学とは、広い意味の解剖学のことだ。ここでいう形態とは「生物の形態」を意味している。つまり形態学というのは、生物の形態を研究し論じるもので、それは解剖学とほぼ同義となる。

そこで形態学の「総論」という話だ。この本は、解剖学の各論（胃とか骨とかの個々の説明つまり「各論」）ではなく、その学問の全体の見取り図を示す「総論」であると、まず述べられている。

この本を書いたのは、養老が医学部を卒業し、ほぼ二〇年が過ぎていた頃だ（以下、養老先生の「先生」を略して、簡単に「養老」と記すことにします）。

つまり養老は、この時までに解剖学の各論の研究に、二〇年ほど取り組んでいたことになる。そしてこの学問の全体像が見えてきたところで、アプローチの仕方を変えて、この学問分野の全体像、つまり総論をまとめてみた、ということなのだ。

†生物の形態を読み解く四つの視点

『形を読む』に書かれているのは、生物の形態を読み解く視点には、四つの見方がある、という話だ。

最終章である第十章で、そのまとめともいえる総括をし、この四つの見方を整理して挙げている。つまり、この四つだ。

1 数学的・機械的
2 機能的
3 発生的
4 進化的

それぞれについて、説明をしてみよう。まずは、一番目の「数学的・機械的」という、形の見方(読み方)について。

『形を読む』の目次を見ると、「第六章 純形態学」「第七章 機械としての構造」とある。このあたりが、養老が考える形の見方の四つの、まず一つ目の「数学的・機械的」な見方について書かれているところだ。

「第六章 純形態学」の章は、まず「原型」ということについて、あれこれ論じられてい

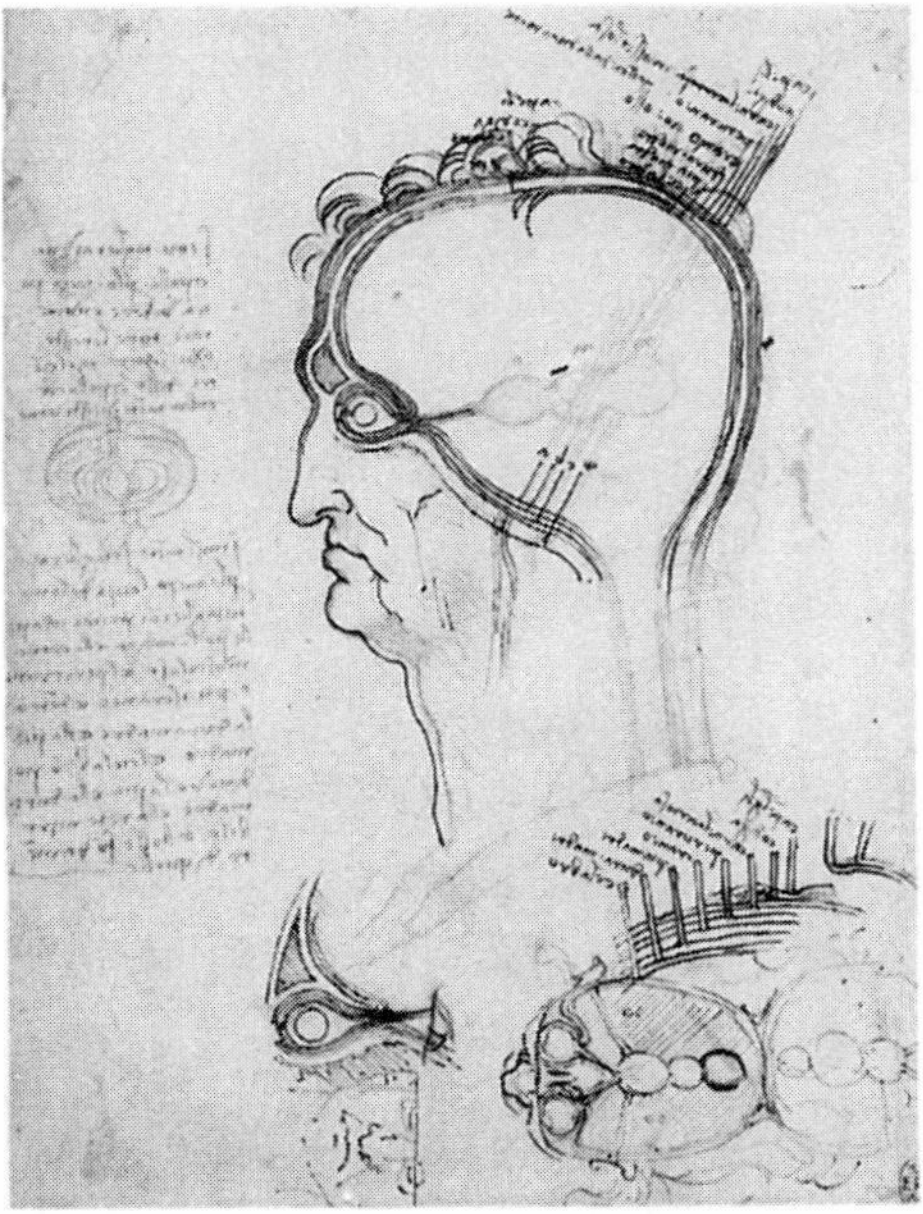

レオナルド・ダ・ヴィンチの描いた眼と視神経

る。この議論は、「形への四つの見方」という具体的な話題に対して、さらに総論的なテーマで、この本の第一章から第五章までの内容とつながる。

この『形を読む』の中での、さらなる「総論」(つまり本自体が形態学総論であるが、さらにこの本の総論、つまり総論の中の総論ともいえる)といえるところがあるが、それはあとで取り上げることにして、まずは、「形への四つの見方」の第一番目の「数学的・機械的」な見方について取り上げていきたい。

†「数学的・機械的な見方」とは

「第六章　純形態学」の章に、「3　数学的な形の取り扱い」という項がある。見出しの通り、ここでは生物の形態を数学的に扱う例が挙げられる。

ここでいう数学とは、つまり幾何学のことだ。たとえばカニの甲羅のような形が描かれる。そこに格子の線が重ねられ、元の水平・垂直の線が歪められる。その線に合わせて、カニの甲羅がデフォルメされ、別の生き物のような形態になる。形の扱い、形の見方には、そんな数学的なアプローチの仕方がある、というわけだ。

では、もう一つの、機械的な見方とはどういうものか。このことについて、本文では「物理化学的な考え方」という書き方もされている。たとえば力学だ。

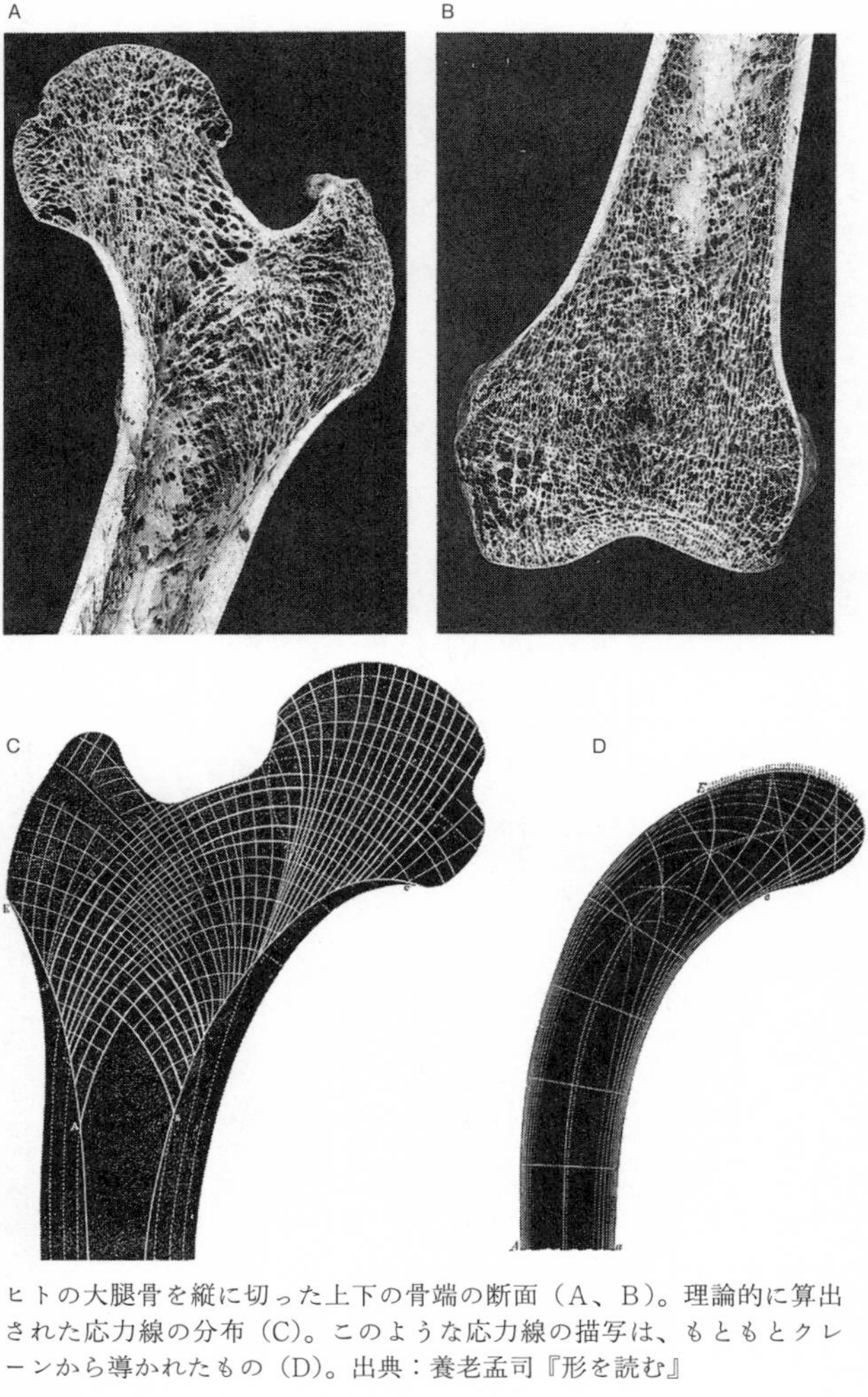

ヒトの大腿骨を縦に切った上下の骨端の断面（A、B）。理論的に算出された応力線の分布（C）。このような応力線の描写は、もともとクレーンから導かれたもの（D）。出典：養老孟司『形を読む』

「機械、つまり古典力学的に形態を考えてみよう。力が加わるのは、生体では、骨である。骨の構造は、それに加えられる力と、どのように関係しているか。」（『形を読む』、147ページ）

養老は、こう書き、そこで骨の例をあげる。大腿骨の付け根、股関節《こかんせつ》あたりの大腿骨頭《だいたいこっとう》という部分の形と構造についてだ。

股関節というのは、体の重さが相当かかる部位である。片足で立ち上がれば、その足以外の全体重が股関節にかかる。たった一本の骨だが、そこに五〇キロほどの重さがかかるのだ。そのためには、骨は重さに耐えられる形をしていないといけない。もちろん、骨自体の強度、それに太さによって重さを支える（耐える）ことになるが、しかし骨はただ太ければ良いというわけではない。太ければ丈夫だろうが、しかしそうなると、体はどんどん太く重くなる。すると、その重さを支えるために、さらに太く強靭にならなければいけない。そうならないためには、たとえば「形」によって、最小の骨で、最大の重さを支えるために、効率的な形と構造が、骨に求められる。

そして、この大腿骨の骨頭部分では、その断面をみると、骨の組織の模様（構造）が、力学的にみて、力がかかる方向と一致しているのだ。つまり、骨は最小限の素材で、最大限の効果を出すように、形や構造ができている。骨は、力学的・機械的な理由によって、その形が決められているのだ。これが、生物の形に対する機械的な見方、というものだ。

†「機能的な見方」とは

しかし生物の形は、そのような「数学的・機械的」な見方だけで、すべてその形の由来について説明できるかというと、そうではない。そこで二番目の「機能的」な見方というのが、そのもう一つの理由に加えられる。

「構造を機能という面から説明するやり方は、目的論とも表現できる。」(同前、174ページ)

形における機能とは何か。

養老は、それを「目的」だという。つまり「何のために」それがそういう形をしているのか、というのが機能的に見た生物の形の見方というわけだ。

たとえば人体の骨格で、いちばん男女差が大きいのが、骨盤の形だ。骨盤は、簡単にいうと環状の形をしていて、つまりリングのように、中が空いている。この中の空洞部分は、女性の方が広い。なぜか。女性は、出産をする。その際に、この骨盤の空洞（解剖学では骨盤腔という）を胎児というか新生児が通る。あまり狭いと、ここに胎児の体が引っかかって通ることができない。そこで女性の骨盤は男性に比べて、広く、中の空洞も広い。これは出産という「目的」に沿って、形が決められる例である。

ところで、生物が生きるための目的は、単に体の内側からの事情だけで決まるわけではない。生物は、環境の中で生きている。その環境とどう関わって生きていくか。それもまた生物が生きるということの一つの側面となる。しかし、環境というのは、必ずしも一定ではない。時に変わることもある。

そのことを、養老はこう書く。

「生物がどういう構造を発明しようと、その有効性は、状況との相互関係で定まる。ただいま役に立たない構造が、天変地異の際にも無益だという保証はないし、逆もまた真である。したがって、きわめて一般的には、構造からみて、機能を一義的に決定できるような公式は存在しない。したがって、構造はよく機能を反映することはあるが、それがすべてであるはずはない。」（同前、180ページ）

つまり、環境が変わると、それに合わせて機能も変わる。機能が変われば、体の構造や形も変わる、というわけだ。

では、体はどう変わるか？　たとえば体のある機能が（たいして役立たなかったかもしれないものが）、新しい環境にとって重要なものであったりする。つまり「極端な機能の転化」が、ときに起こるというわけだ。

ここで、進化という話が出てくる。

「環境は形を決定するだろうか。進化の総合学説、つまり自然選択説では、それが当然だった。生物のあらゆる性質は、進化の過程で、環境の吟味にかけられてきた。そのうち、選択されて残ったものが、いまの生物である。したがって、基本的には、環境が生物の形を規定してきた。」（同前、181ページ）

この体は、どうして、こういう形をしているか。それは、環境の圧によって（養老は「環境の吟味にかけられて」という）、こういう形になった。繰り返すが、環境が生物の形を決定してきた、というのだ。

というわけで、形を決める要因は、ここまでで、「数学的・機械的」と「機能的」という二つが出てきた。養老は「形態の意味は、この本で述べているように、一つではない」（同前、183ページ）と書くが、それは一つでも、二つでもなく、さらにある。

†「発生的な見方」とは

三番目の見方が、「発生的」な理由である。

生物学において発生というのは、受精卵が胎児になって、やがて新生児として生まれてくる、そのプロセスのことだ。ヒトで言えば、妊娠期間は約一〇カ月で、その後に出産となる。その一〇カ月の、受精卵から新生児までの変化（あるいは成長）のプロセスを「発生」という。

発生とは、どういうものか。たとえば、養老は、こんなふうに書く。

「発生を観察していると、どんどん形が変わる。ニワトリなら、三週間でヒヨコになるから、その間の形の変化は、きわめて早い。急速に変化する時期なら、朝から晩まで、ただ見ていれば、ずいぶん変化がおこる。記載発生学では、その間の形の変化を、記載する。胎児は、たとえゾウであっても、鰓《えら》が発生し終わる時期までは、数ミリの大きさである。その時期までは、ヒトでも、ネズミでも、形にさした変わりはない。小さいから、観察には顕微鏡を使うことが多い。各器官の発生まで、そうして細かくていねいに見ていると、まったく際限がない。」（同前、203ページ）

発生とは、そのようなものである。

ところで、養老は学者としてのキャリアを発生学の研究からスタートさせた。養老の学位論文のテーマは「ニワトリの皮膚の発生について」であった。受精卵という、一つの細胞から始まった生命の営みにおいて、どのようなプロセスで皮膚などの器官が生じるのか。養老は、ニワトリを材料に、それを研究したのだ。そこで時間と共に変化していく生命の発生のプロセスを詳細に探究した。

ともあれ、発生が作る形、という話だ。養老は、その発生というものを抽象化し、次のような数式で説明しようとする。

「

$$F = f(t)$$

この数式のtに、時計で計れる時間を代入すると、F、すなわち形が得られる。こうした「式」の形が、発見できればいい。」（同前、204ページ）

発生学によって、生物の形の発生がすべて解明されたら、この式によって、そこにどういう生物の形があるか、わかるというわけだ。

ヒトとゴリラは、哺乳類全体の中ではずいぶん似た形をしているが、やはりヒトだけの社会に生きていて、いきなりゴリラと比べたら、ずいぶん形が違う。たとえば、電車に乗っていて、停車した駅で扉が開き、ゴリラが何事もないかのように乗り込んできたら、びっくりする。ヒトとゴリラは、それくらい違う。

「たとえば、ヒトとゴリラのように、近縁な動物間でも、ヒトでは、直立二足歩行と、平均一三五〇立方センチにもなる脳（ゴリラは四五〇ていど）が特徴的であるが、それは生後とくに発達する。また、ゴリラの方からみれば、ゴリラ特有の突き出した口や、頭のてっぺんにある矢状稜《しじょうりょう》（雄ゴリラの頭）は、やはり生後に強く発達する。つまり、これらの特徴は、発生上、出現が遅い。しかるに、ヒトにもゴリラにも共通の性質は、より初期に出現してくる。」（同前、197ページ）

ここには、誕生前の胎児の形態だけでなく、誕生後の成長も含めた視点で、いわゆる

「個体発生」のこととして、ゴリラとヒトの形の違いが説明されているが、ともあれ「成長」による体の形の変化も含めた個体発生は、その生き物の形が、なぜそのような形なのかという、形の見方に関わっている。

そしてこれが養老孟司の学問の、その後の展開へと続いていく大きなテーマとなるのだが、「繰り返し」ということが発生では見ることができる。

発生というのは、たとえば何億年にもおよぶ進化に比べると、短い時間で起こる。ヒトの妊娠期間は一〇カ月だが、実験動物に使うネズミやニワトリなどは、もっと短い時間の中で起こる。つまり、研究者は、いや学者だけでなく誰でも、発生過程というのは、何度でも見ることができる。受精卵が赤ちゃんになる。それが成体になり、やがて死ぬ。しかし次の受精卵がまた赤ちゃんになり、大人になる。そういう光景を俯瞰していると、生物というのは「繰り返す」ものだ、とわかる。

「生物における「時」は、そしておそらく「時の意識」は、もともと周期から発生したであろう、ということである。すなわち、熱力学の第二法則が示すような、一方向性の、単調に進行する物理的時間ではなく、同じ出来事が間隔を置いてくり返す、という周期からである。」（同前、190ページ）

この「繰り返し」というキーワードは、この後も何度も登場することになる。それほどに養老孟司の思想にとって、基本的な、重要なものだ。後に何度も取り上げることになるので、ここでは、そのような視点が既に一九八六年の『形を読む』にあったと指摘するのにとどめよう。

以上が、形の見方の三番目の視点である「発生」についてだ。そして形の見方の四番目の視点が「進化」というものになる。

†「進化的」な見方とは

先に、発生の式というので、養老が考えたF＝f（t）のことを書いた。受精卵があって、そこに時間を入れれば、どういう形ができるか示せる式だ。しかし進化の場合、別の要因も絡んでくる。

たとえば、恐竜の絶滅だが、これが隕石によるものだとしたら、先のような式を進化で作ってみても、当てはまらない。養老は、こう書く。

「恐竜の絶滅もなるほど、自然選択ではあるが、絶滅されてしまっては、形態の進化は論じられない。対象がなくなったのでは、それこそ科学にならない。したがって、進化過程全体に、完全な法則性を求めても無意味なことは、はじめからわかったようなものである。」（同前、209ページ）

進化に、「完全な法則性」を探そうとしても、それは不可能で、無意味だという。とはいえ、進化が起こったのは事実である（そう考えない、キリスト教原理主義のような人もいるが）。だから、進化に完全な法則性はないとしても、進化によって生まれた生物の形というのはある。

「形態学の立場からみた進化は、したがって、進化の実際の過程がどうであったかという問題に、ほとんど尽きる。」（同前、210ページ）

だから、生物の形を見るときに、その形が、どのような進化の過程で出来てきたものか、そういう見方・解釈をすることは成り立つ。それが形の見方の四番目の方法ということになる。1数学的・機械的、2機能的、3発生的、4進化的という、四つの見方によって、生物の形を説明することができる。それが、養老が『形を読む』を書いて伝えようとしたことだ。それはまた、養老が、二〇年ほどにわたってヒトの体や生物の形を研究してきて、そこで見たもの、考えたことを整理してみた結論でもあった。

†「重複と多様性」とは

さて、『形を読む』には、生物の形態の取り扱いについて、四つの見方が挙げられた。それがこの本の一番の根幹である。しかし、この四つの見方の話が出てくるのは、この本の第六章以降である。つまり、本題に入る前に、ずいぶん長い前段がある。そこには何が書かれているか。それも読み込んでみなければならない。

順に遡ってみると、まずは第五章。ここのタイトルは「重複と多様性」。こんなことが書かれている。

「生物の大きな特徴は、多様性である。……形態学は、その多様性をあつかう。それでは、多様性の前提になるのは何だろうか。ここで、剰余性という概念を導入しよう。これは、要するに、余りということである。具体的には、重複といっていい。」(同前、104ページ)

ここでは、多様性、剰余性、重複という言葉が出てきた。どういう意味なのだろうか。引用を続けよう。

「もし生物が自分を保存しながら、かつ多様化したいと思えば、まず重複をつくるしかない。重複したものの中から、適当に一部を変化させればよい。それが結果的に、多様化をみちびく。

進化の過程で、生物は、事実こういう戦略を、とってきた」(同前、105ページ)

ここに「進化」という言葉が出てきたが、つまりこの重複や多様性という話は、この本の後の方で、形態の四つの見方での「4 進化的」と関わる、その具体的な検討という、本題への前段であることがわかる。

ここでもう一度、この「第五章　重複と多様性」の章の冒頭の文をみてみよう。そこには「生物の大きな特徴は、多様性である」と書いてあった。だからここでは、生物の多様性は、なぜ生まれたのか、その多様性ということに的を絞って考えていかなくてはいけない。

養老は、こう書く。

「同じものをいくつも作っていけば、そのうちどれかが、偶然変化したとしても、自己保存の原則には反しない。それが、多様性の基礎となっているのは、自明であろう。変化したものもまた、自己を保存しようとするからである。だから、一方では、ヒトが生じる時代になっても、ゴキブリもまた生きのびているのである。」（同前、105ページ）

この文を読んで、自分は長年の謎が解決した。

つまり、進化についての話なのだが、よく言われるのは、水の中で暮らすサカナが、陸へと上がり両生類へと進化した。さらに、両生類は卵を水の中に生み、幼生（たとえばオタマジャクシ）は水の中で暮らし、大人（＝成体）になると陸に上がる。つまり両生類は水のないところでは生きられないが、爬虫《はちゅう》類になると殻のついた卵を生むことによって、砂漠などの環境でも生き延びられるようになる（＝進化した）。もちろん、飲み水は必要だが、子育てにおいては、水から離れた環境でも子孫を残すことができるようになる。その爬虫類から、こんどは卵を生まない哺乳類が生まれ、そこからサルへと進化し、ヒトが誕生した、とそんな進化のストーリーが語られる。この魚類↓両生類↓爬虫類↓哺乳類↓サル、そしてヒトへの進化の順序はわかる。しかしわからないのは、たとえば両生類が爬虫類に進化したのに、どうして世界は爬虫類だけにならずに、いまだにサカナもカエルもいるのか。
進化というのは、ある生物が別の生物に進化して、その元の生物が消えていなくなるのではなく（もちろん、そのままの体で残るわけではなく、サカナもカエルも進化するだろうが、しかしサカナやカエルは消えない）、どうしていろいろな生き物が地球上にいるのか。生物の多様性があるのか。それは、この「重複」あるいは「剰余」という見方をすれば納得がいく。

足（＝肢《し》）を二本ではなく四本つくることにより、つまり足を重複させることで、余った二本が前足に進化することもできる。

「四肢動物は、基本的に二対の肢をもつが、位置移動に関していえば、前肢の剰余性は、あきらかに後肢より高い。それを、前肢の分化、すなわち多様化が示す。脊椎《せきつい》動物全体をみれば、やむをえず位置移動に利用される後肢より、前肢のほうが多様化する。」（同前、116ページ）

このようにして、ヒトは手が進化し、器用で細かい動きができるようになり、道具や文明を生み出す力になった。

そんなヒトの体には、隅々に進化における「重複」の痕跡が残っている。

「ヒトの体が出来あがってしまった状態では、体節構造は脊椎骨や肋骨、脊髄神経の配列などに、その名残りをとどめているにすぎない。しかし、胎生期には、体節はきわめて著明である。前後方向に、多数の体節を重複させ、それを発生のあいだに変化させて、さまざまな構造を作り出していくというのが、われわれの発生の大きな部分を占めている。」（同前、110ページ）

そんなふうにヒトの体は出来あがった。ヒトという存在が出来あがった。

この引用には、「発生」という用語が使われている。つまり、ヒトの形の見方の四つのうちの「3 発生的」なことをめぐる話が、ここでは書かれているのだ。

以上が「第五章 重複と多様性」に書かれていることだが、さらに前の章に目を移してみよう。第四章は「対応関係—相同と相似—」である。

†相同と相似

生き物の形が似ているのを、相同あるいは相似という。

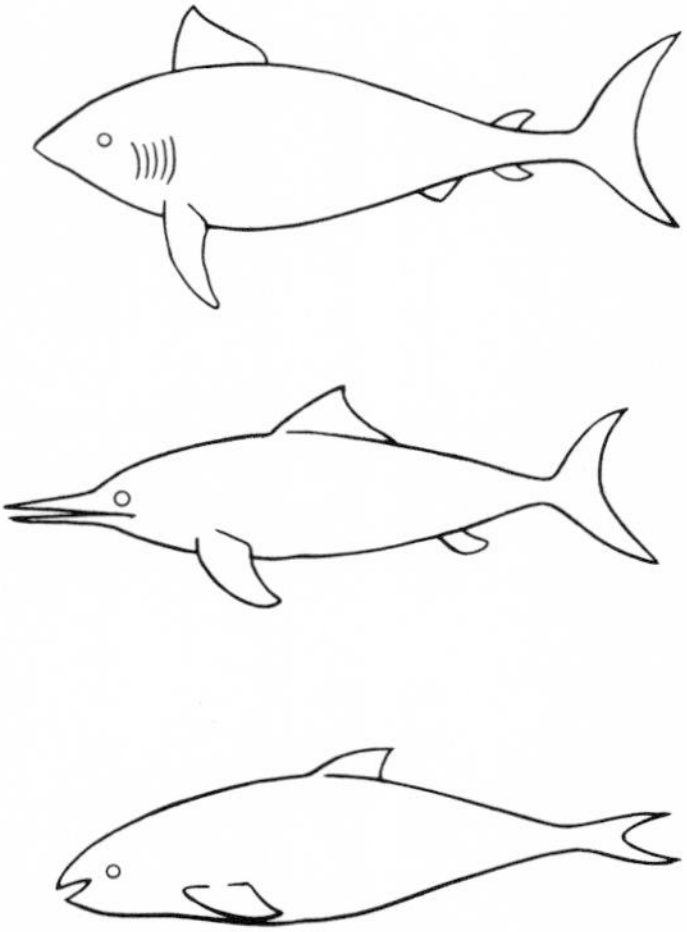

相似の例。水の中を泳ぐ動物の形は似ていても、進化の系統とは無関係。出典前掲書

この二つの言葉は、何が違うのか。そこに進化の視点が入るのだが、いわば進化の系統樹でつながりのある形や構造があった時、それを「相同」という。つまりそれが進化から説明できる、似た形を相同という。

他方、ただ似ているだけの形については「相似」という。たとえば、イルカもサカナも紡錘形の形をしている。水の中を抵抗なく泳ぐには、そういう形が適しているからだが、両者が似た形をしているのは、進化の系統とは無関係のことだ。

イルカの祖先は、陸上の哺乳動物で、その四肢が退化し、くびれた首も消えて、あのような紡錘形になった。サカナは、言うまでもないが、かつて手足があった生き物が進化して、そのような形になったわけではない。つまりイルカとサカナは、外観の形は似ているが、それを進化の由来という観点からみると、まったく別の経緯で出来あがった、似た形なのだ。これを相似という。

他方、相同は進化の由来が同じもので、たとえばヒトの腕と、ネコの前足は、ずいぶん形も働きも異なるが、その進化の経緯の由来からみれば、元は同じもので、こちらは相同となる。

さらに相同には、「特殊相同」と、「一般相同」の二つがある。先の、ネコとヒトという異種間にみられる類似を特殊相同という。ふつう、生物学者が相同という用語を使うときは、この意味を念頭においていることが多い。ネコとヒトだけでなく、サカナの胸鰭《むなびれ》とヒトの腕は相同(=特殊相同)となる。

では、一般相同とはどういうものか。

養老は、こう書く。


「これは、同一個体内におけるくり返し構造、すなわち次章で述べる重複ないし剰余が、その構成要素において、はっきりした解剖学的対応関係を示す場合である。」(同前、88ページ)

先に書いた通り、生物学者や解剖学者は、相同というと「特殊相同」のことを考えるの

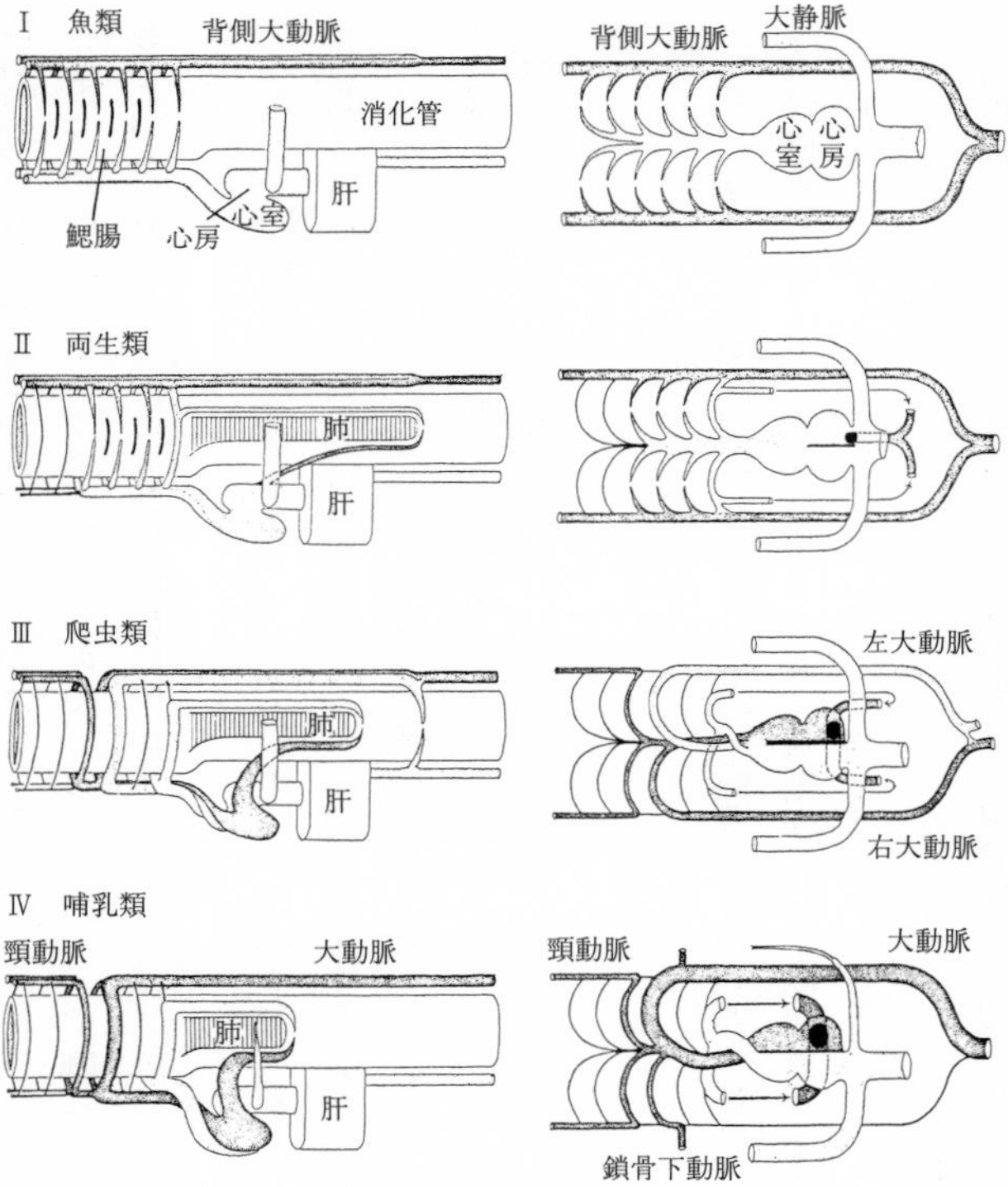

鰓弓動脈と関連領域の進化（三木、改変）。(I) から（Ⅳ）に至る変化を模式的に示す。中央に消化管を筒として描き、肝と肺とをその付属物として示してある。出典前掲書

が普通だ。しかし一般相同というものもあり、こちらはややもすると見逃されていると養老は言う。

「これら（筆者注：「一般相同」をさす）は、異種間にみられる、すでに述べた「特殊相同とは、意味がまったく違う。これを私は、次章で述べるように、構造の剰余として考えている。相同が、「起源を同じくする構造」に転化してからは、いわゆる「一般相同」の意味を深く考える人は、ほとんどなくなった。しかし、これがいまでも、形態学の基本的問題の一つであることに、変わりはない。むしろ、特殊相同の答えが、いわば進化論から得られてしまったので、こちらの方が重大な問題として残っている。」（同前、90ページ）

ここで養老は、あらためて「一般相同」ということにスポットを当てる。

試しに、あなたの手を眺めてほしい。指を開いたり閉じたり、掌《てのひら》を表・裏と回す（回内・回外という）など、いろいろ動かして、手の形と動きを眺めてほしい。そして次に、靴下を脱いで、足の指を眺めてみよう。手と同じく、そこには五本の指があるが、長さも、形も、それが可能となると動きも、手と足ではずいぶん違う。違うが、似てはいる。それを一般相同というわけだが、こういう比較も、ヒトとはなにかと考える際に大切な視点となることは間違いない。

そして養老は、さらに、単に表面的な類似である「相似」についても、その大切さを説く。

「進化学が、特殊相同をみごとに説明したために、相同と相似の説明ではしばしば相同のほうが偉い、という感じがすることがある。相似は、単に外見が似ているだけで、いわば偶然である。本質的な意味はない。……しかし、その感覚は、もちろん誤りである。相似は、生物にとって、きわめて本質的な問題を呈示している。すなわち、同じ機能を前提にすれば、しばしば同じ形態を採用せざるをえない」(同前、100ページ)

このあたりから、畳み掛けるように、養老独自の「形を読む」世界が語られていく。生物学者や形態学者は、相同が進化と関わっているがゆえに、学問的に高等な視点であり、それに対して相似というのは、単に見た目の類似だけで、軽く扱われかねない。しかし養老は、それとは異なる考えを持つ。

「まったく無関係と思われるものの間にも、機能の一致によって「構造的対応関係」が発生する。それが、相似の意味である。そして、それは、われわれにとって、きわめて重要な、さまざまな実際的意義をもっている。」（同前、103ページ）

これが「第四章　対応関係―相同と相似―」の章の、最後の一文なのだが、お気づきになったろうか。相同が進化の概念と関わるものであるのに対し、養老は相似を語るに際し「機能」という言葉を使っている。それがこの本の後半で整理され提示される、形態の見方の四つのうちの一つ「機能的」のことである。

つまり、「進化的」であることと対等に、養老は形の見方に「機能的」があることを挙げているのだ。相似とは、その機能と関わるものなのだ。

「相似にみられる「構造の一致」こそ、典型的な機能形態、すなわち「機能が形態を決める」例である。」（同前、101ページ）

養老は、そうも書く。

ともあれ、そんなふうに、養老は相同とか相似の議論を通じて、「同じ」とか「似ている」ということに言及している。この「同じ」というアプローチ、あるいは発想は、その後に展開する養老孟司の世界の根幹をなすキーワードとなる。「同じ」を志向する、それこそがヒトなのだ。しかし、この説明はあとですることにして、ともあれ相同・相似の章の話は、これくらいにしたい。

†自己と対象

さて、いよいよ『形を読む』という本を読む話題の、終わりというかまとめに入ろう。つまりこの本の第一章と最終章を読むことにしたい。

第一章は、タイトルが「自己と対象」となっている。最終章である第十章はというと「形態の意味」だ。自己と対象、形態の意味、その字面だけ見ると、まったく別の話のように見える。しかし、ここにこの後、四半世紀にわたって展開・深化していく養老孟司の世界のエッセンスが凝縮されている。

まず「自己と対象」だ。これは、自分の内なる世界と、外なる世界の対比である。ふつう、自然科学が扱うのは「対象」の方だと考える。しかもそこには「自己」を捨象した客観の世界があると。しかし、養老はあえて自己ということを対峙させる。自己を再発見させると言ってもいい。

ともあれ、「自己と対象」という言葉は、『形を読む』の第一章、つまり冒頭にある。この本以前にも養老の著作はあったが、これが最初の完全書き下ろしの本である。書き下ろし、つまり一から構成を考えて作られた本だ。だから、この「自己と対象」という言葉には重みがある。科学は対象を扱う。学問には対象がある。しかし、その前に「自己」という言葉がある。すべて学問は、この自己によって考えられたものだ。科学には、対象の前に自己がある。それを忘れてはならない。

そういう、科学全体、学問全体に対する、いわば警告ともいえる言葉が「自己と対象」、とくに自己だ。それは養老の学問を貫く基本的な考え方でもある。

では、そこでいう自己とは何か。

それは「脳である」と、養老は考える。

「すべての学問は、大きくても、一・五キロほどの脳が果たす機能の中に、含まれてしまう。そう考えれば、解剖学そのものも、解剖学について考えることも、化学も、数学も、じつはヒトの脳の機能の実現であり、それはおそらく、なにかの形で、脳の構造との対応を示しているにちがいない」(同前、30ページ)

こういう第一章で述べられた考えが、そのまま最終章である「第十章　形態の意味」へとつながっていく。

もう一度くり返すが、この本では生物の形態の見方に四つがあり、それが1 数学的・機械的、2 機能的、3 発生的、4 進化的な見方になるという。それがこの『形を読む』の根幹の話となる。それは、別な表現をすれば、「形態の意味」を扱うものである、という。

ここで「意味」という言葉が出てきたが、これも以後四半世紀にわたる養老の学問の大きなキーワードとして、何度も出てくることになる。

「形態の意味」とは

そこで、いよいよ「第十章　形態の意味」を読んでいくことにする。

「われわれは、まったく「無意味」な形態について、論じることなど不可能である。……形態の意味とは、……考えようによってはまさしく「主観」である。すなわち、観察している当人の、頭の中に存在するものである。」（同前、220ページ）

ここで養老は、「意味」とは、頭の中に存在する主観だ、という。では、主観とはなにか。

「主観とはなにか。主観が恣意的なものだということは、誰でも知っている。しかし、それは、脳の機能である。すでに述べたように、ヒトの脳は、きわめてはっきりした、構造上の共通性をもっている。」（同前、220ページ）

ここで養老は、主観ということについて、ふつうの解釈とは異なる、いわば見方の逆転を提示する。

つまり、主観とは主観的なものであるが、しかしヒトは誰でも主観をもっている。その意味では、主観という存在は、すべてのヒトに共通する客観的なものである、と。

ならば、科学的・学問的に「主観」を扱うことができるのではないか、と養老は考える。

「形態について、あえて分類するなら、ヒトは何種類の主観を持つのか。あるいは、何通りの異なった意味を見るのか。それを分類し、数えることはできないか。」（同前、221ページ）

では具体的にどうするというのか。だったら「分類し、数えてみろ」という声が聞こえてきそうである。だから養老は、この文に、こう続ける。

「これが、私がこの本を書いた動機である。」(同前、221ページ)

ということで、『形を読む』には、生物の形の見方を整理すると、四つの見方がある、と書かれる。その四つとは、ここまで書いてきた通りである。

そんなふうに、この本の話は完結する。

†見方を統一する

一応は完結をしたものの、そこで話は終わらない。

形の意味について、形の見方について、一つの答えは書かれ、そこで四つの答えが出たが、四つで話が終わるというのは、どこか宙ぶらりんである。四つを並置して終わりにするのではなく、それをさらに統一した視点で考えられないものか。この本の最後に、養老は、そういう問題提起をする。

「ヒトは、ヒトの中にも、あるいは生物学の中にすら、さまざまな戸を立てる。……それを見る見方は、最終的に統一されなくてはならない。……もし統一されることがあるとすれば、おそらく脳の機能形式という観点から、やがて統一されるはずなのである。」（同前、225ページ）

そんな文章で、『形を読む』は終わる。それはオープン・エンドともいえる結末である。話が完結して終わるのではなく、「おそらく脳の機能形式という観点から、やがて統一される」という開かれた問いによって、本を閉じられるのだ。

その続きは？

その続きは、別の本で取り上げられる。それが『唯脳論』（一九八九年、青土社）となる。

さて、ここまでの話を、短くまとめてみよう。十二音の短い文にしてみる。

江戸時代の俳人・松尾芭蕉《ばしょう》は、五・七・五・七・七という三十一音の和歌から、五・七・五の十七音の俳句をつくった。しかし、ここではさらに短く、五・七あるいは七・五の十二音の文にしてみよう。

それくらい短い方が、頭にも入りやすい。ただし、こちらは詩ではなく、ただの短い散文みたいなものであるが。

さて、『形を読む』の要点をまとめると、こうなる。

形の見方　四つある

数　機能　発生　進化

剰余が生んだ　多様性

見方を統一　脳がする

第二章

『唯脳論』——一九八九年

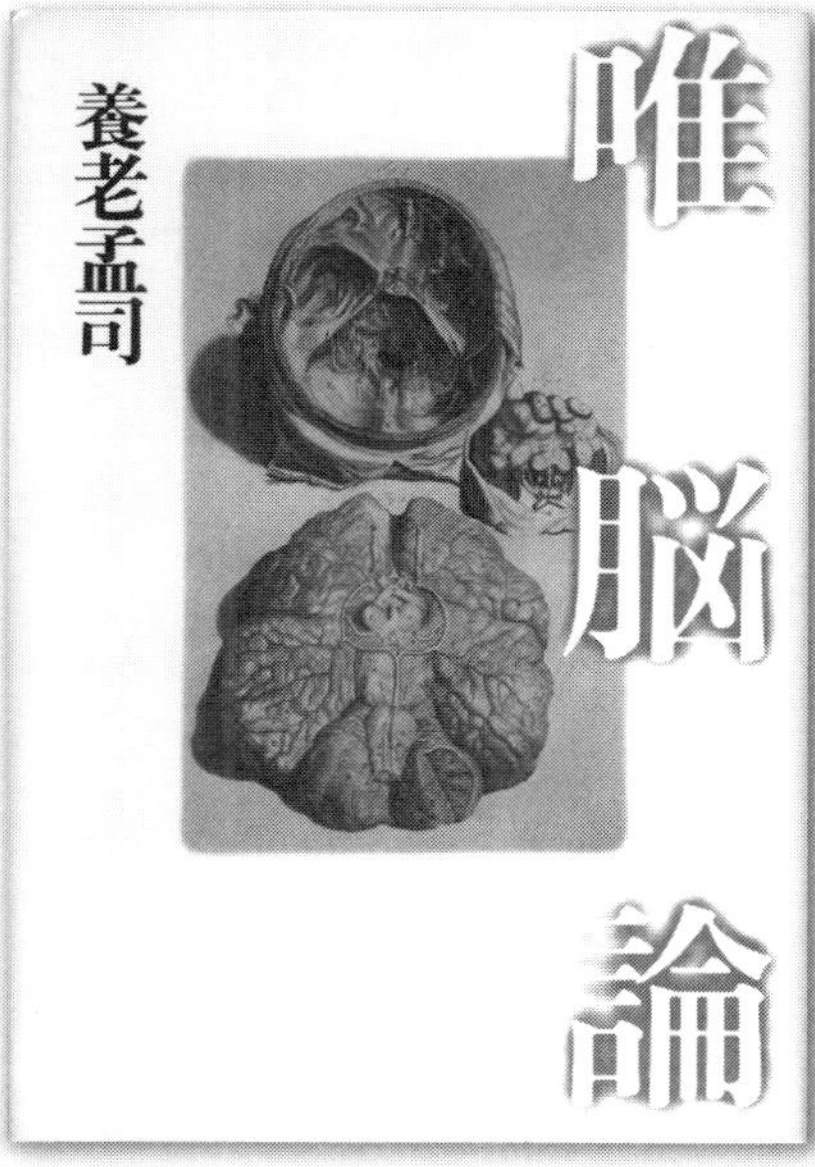

†『唯脳論』を連載していた頃

先にも書いたが、自分が東大の解剖学教室に出入りするようになったとき、「ここ数年で養老先生は変わった」と先輩の先生が仰っていた。以前は、白衣を着て顕微鏡を覗いていた。それが今では本を書き、雑誌にテレビに登場する。かつての「科学者」としての後ろ姿は消えて、別人になったようだ……。

そんなふうに養老先生が「変身」した直後に自分は解剖学教室に来たので、それ以前のことは知らない。そもそも、自分が養老先生のところで勉強したいと思ったのは、最初の単著『ヒトの見方』(一九八五年)を読んだからだ。当時、東京藝術大学の大学院生で美術解剖学を専攻していた自分は、この本に感銘を受けた。おこがましい言い方だが、自分と同じ考えの人がここにいる、と深く思った。大学は違ったが、同じ「解剖」と名のつく研究室に籍を置いている者として、なんとかツテを探して、この先生のもとで研究生活を送りたいと思った。

さいわい自分の指導教官の一人、今は亡き三木《みき》成夫《しげお》先生に紹介状を書いてもらい、東大の養老研究室の門を叩いた。最初は学生(=特別研究生)の身分だったが、大学院を修了し博士号を取ってからは、助手として就職させてもらった。

ともかく、そんな経緯で身を置いた研究室でみた先生は、ものすごい量の原稿を書き、有名人として多忙なスケジュールをこなしていた。

もっとも、養老先生のもとで研究生活を送ったといっても、先生が原稿を書いている姿などついぞ見たことがない。

先生はワープロやパソコンで原稿を書く。大学の研究室にもパソコンはある。しかし研究室のパソコンの前に座っている時は、たいていテレビゲームをしている。しかもその根気が並大抵ではない。いったい何時になったら止めるのか、指が麻痺しないだろうか、頭がボーッとしてこないだろうか、と心配さえするくらいだ。この集中力には皆が敬服した。これだけの持続力をもってゲームを続けられる人間は、他にいないのではないか。

このテレビゲームへの情熱は、家庭でも発揮されることがあるらしい。ある月曜日、親指の皮を剝《む》いた養老先生が出勤してきた。聞くと、土日に家族が旅行か何かで外出し、その間、息子さんのスーパーマリオをやっていたという。熱中してくると時間が惜しくなって、トイレに行くにも小走りになって、急いでゲーム機の前に戻る自分に気がついたという。食事をする時間も惜しく、冷蔵庫にあるコーラで飢えをしのいで、ゲームをやり続けた。その時間、一八時間だったという。

さすがに大学の研究室のパソコンの前では、そこまで鬼気迫る姿を見せたことはない。

どちらかというと「ながら族」で、僕が研究上の相談をするときも、たいてい目はゲーム画面のモニター上を彷徨《さまよ》っていた。しかし情報処理能力は並外れたもので、ゲームをしながら、自分と真剣な学問上の議論をしたこともある。つまり、養老先生は寛いだりするためにゲームをするのではなく、ゲームをしながらあれこれ思索し、アイデアを練っていたのではないか。逍遥学派《しょうようがくは》といって、散歩をしながら学問的・哲学的な議論をするという人たちがいたが、養老先生はゲーム学派ともいえる、散策をするように、ゲームによって脳をチューニングしていたのかもしれない。

ともあれ、先生は大学で原稿を書くのが嫌だったのか、執筆している姿を見たことがない。一度だけ緊急の原稿依頼が来たことがあった。小説家の安部公房氏が亡くなったとき、追悼文を書き上げて夕方の新聞に載せるというものだった。そのとき「二時間したら戻ってくる」と言って、どこかの喫茶店に消えた。そして手書きの原稿をもってきて、新聞社にファックスで送っていた。

大学で原稿を書くことを拒んでいたのは無意識のことだったのかもしれないが、僕はそこに、先生が「大学」というものに対してもっている姿勢を垣間見た気がした。極端なことを言ってしまえば、養老先生のあの才能溢れる仕事の数々は、大学の外でされていたのだ。

代表作『唯脳論』を書いているときもそうだった。これは雑誌に連載したものを大幅に書き直すことで出来あがった本だが、その書き直しの佳境のところで、しばしば議論の相手をさせられた。なにかアイデアが浮かぶと、それを他人に説明する。そのことで自分のアイデアを客観化し、論旨を整理しなおすのだ。

そのときも、大学の外の喫茶店に連れ出された。別に研究室の中で議論しても問題ない話題なのだが、「ちょっと時間があるかな」と言って、赤門の外の喫茶店に出かけていく。先生が『唯脳論』のアイデアをこちらに説明する。自分は、それに対して、意見を述べる。こういうやり方が、養老先生から受けた最良の教育でもあった。

もっとも先生は、こちらの意見を聞いて、それを自身のアイデアに取り込むのではない。自身の話を「他人に聞いてもらう」ことが重要なのだ。だからこちらが、けっこう良い意見だなと思うことを言っても、それが本に採用されていることはほとんどなかった。先生は他人の意見を「盗む」ために、人を喫茶店に誘うのではない。あくまで自分のアイデアを「洗う」ために、他人の頭を使うのだ。

『唯脳論』(一九八九年)は、そんなふうにして原稿が書かれている。雑誌の『現代思想』に連載され、後に単行本にまとめられた。

†現代は、要するに脳の時代だ

『唯脳論』は、以下のような一文で始められる。

「現代とは、要するに脳の時代である。」

これは、一つの新しい思想の宣言である。
この文は、養老が時代の状況を語った言葉だが、この『唯脳論』という書物の登場によって、まさに脳の時代の幕が開かれた。『唯脳論』の登場によって、時代は「脳の時代」となったのだ。
そして、畳み掛けるように、こんな文が次々と飛び出してくる。

「ヒトの歴史は、「自然の世界」に対する、「脳の世界」の浸潤の歴史だった。」(『唯脳論』、7ページ)

「現代人は、脳の中に住むという意味で、いわば御伽噺《おとぎばなし》の世界に住んでいると言ってい

い。かつて脳の中に住むのは夢想家だけだったが、いまではすべての人が夢想家になったのである。」（同前、8ページ）

「われわれは、かつて自然という現実を無視し、脳という御伽噺の世界に住むことにより、自然から自己を解放した。現在そのわれわれを捕えているのは、現実と化した脳である。」（同前、8ページ）

では、そもそも唯脳論とはどういうものなのか。

心と体は別だという心身二元論がある。他方、それらは一つだという一元論もある。唯脳論は、そんな一元論でも二元論でもなく、そのどちらも包含するようなものであり、それを「唯脳論」といった。

ともあれ、「唯脳論とはなにか」、それが第一章のタイトルとなる。そこから、順番に読んでいくことにしよう。

その前に、また十二音の文にまとめると、こうだ。

現代は　ようするに　脳

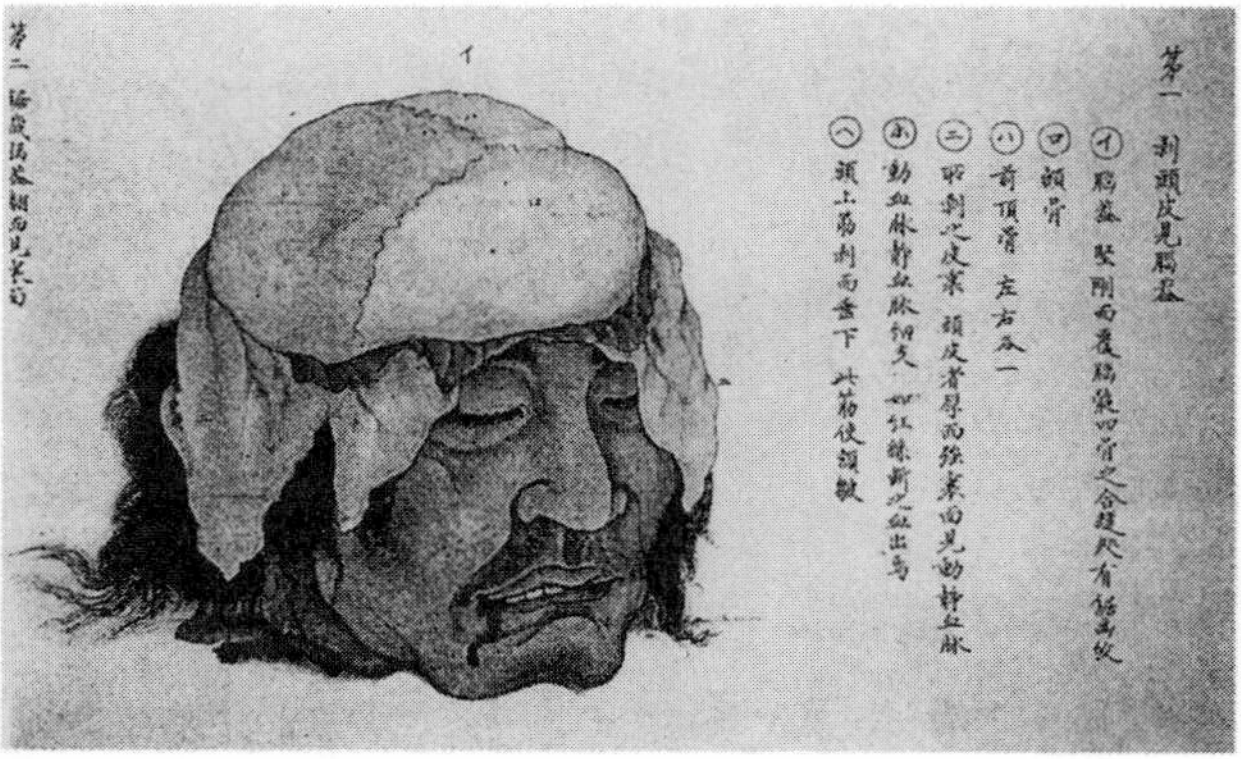
第一 剥頭皮見脳蓋
(イ)脳蓋 堅剛而覆脳髄四骨之合縫處有鋸歯紋
(ロ)顖骨
(ハ)前頂骨 左右各一
(ニ)所剥之皮裏 頭皮者厚而強裏面見動静血脈
(ホ)動血脈静血脈細支 如紅線断之血出焉
(ヘ)頭上筋剥而垂下
イ

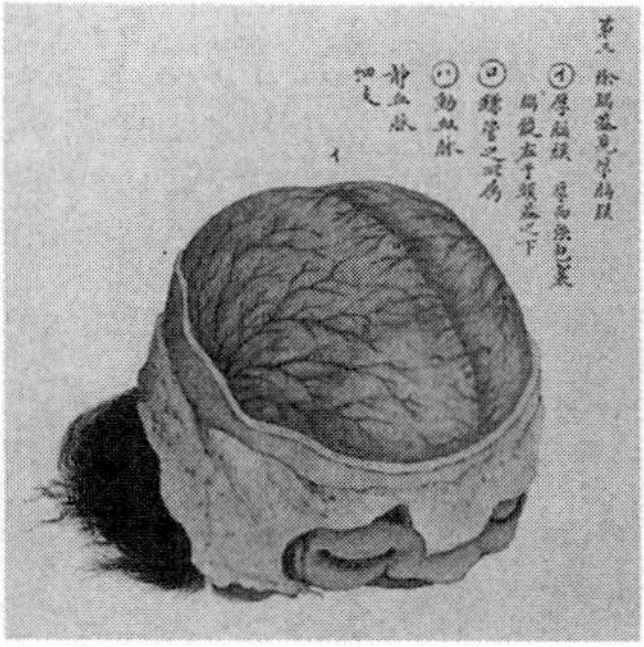
(イ)厚脳膜
(ハ)動血脈
静血脈
イ

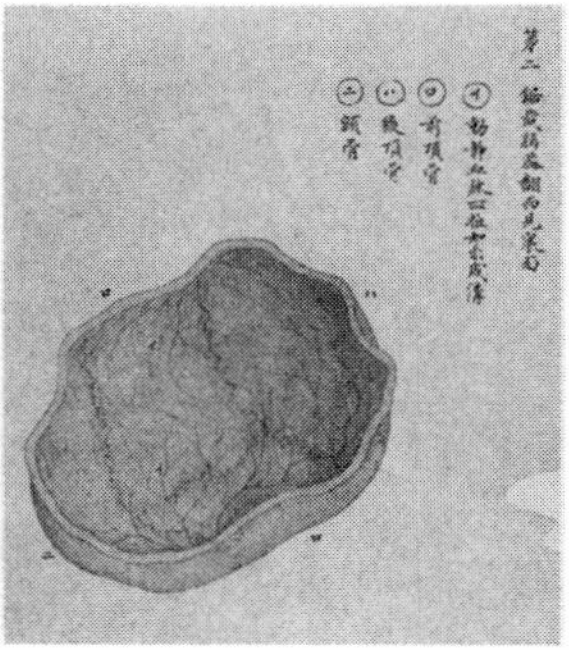
(ロ)前頂骨
(ハ)後頂骨
(ニ)顖骨

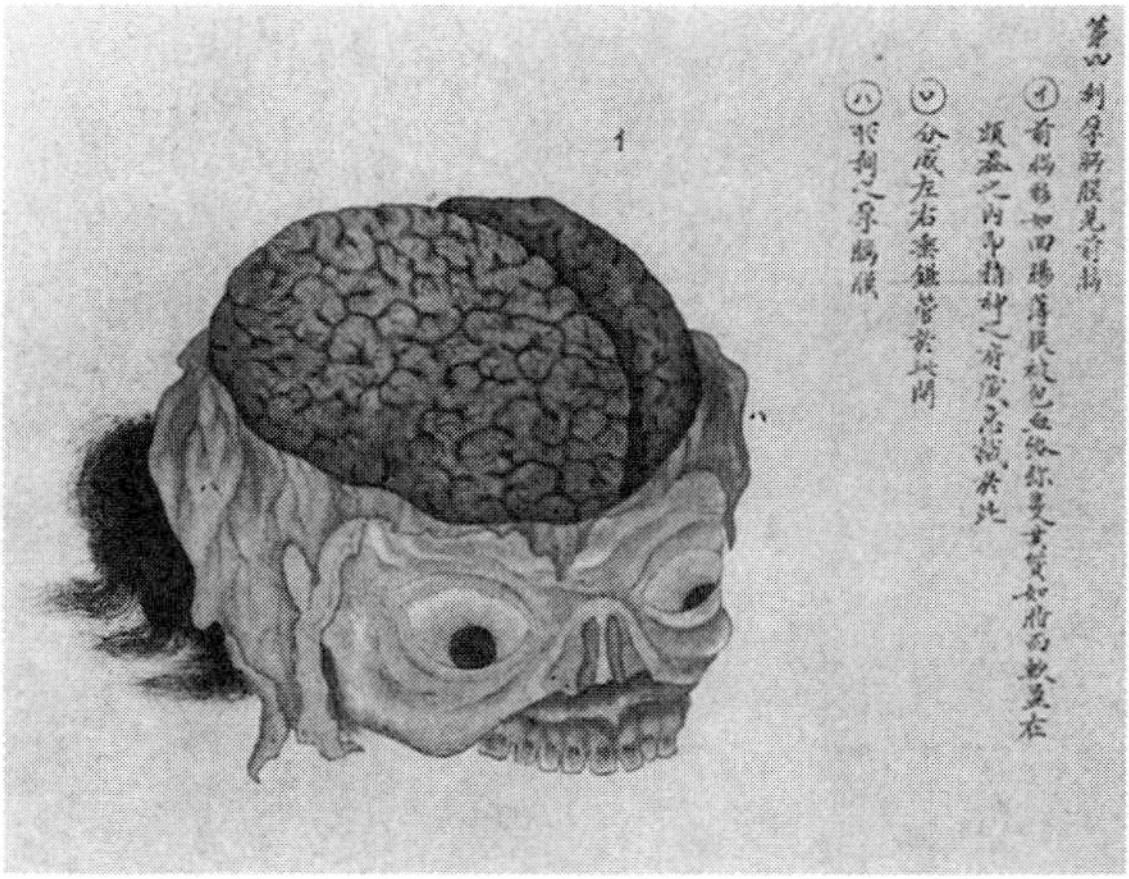

南小柿寧一『解剖存真図』より（右頁図も同じ）。南小柿寧一は江戸末期の大阪の医師

†ヒトの脳の特徴は「交換」である

第一章で書かれているのは、まず、「脳とはなにか」ということだ。

唯脳論とはなにかといえば、脳が第一、脳が唯一ということで、それは字面からわかり切ったことでもある。では、その脳とはなにか。さらにいえば、ここで言う脳とは「ヒトの脳」のことだ。

ヒトの脳とはなにか。

この本で出てくる脳の特性についての言葉は、「交換」とか「結びつく」ということである。

「脳は信号を交換する器官である。それこそが、ヒトが交換を行なう理由で

ある。」（同前、24ページ）

学問の分野において、交換というと、まず思い浮かぶのは、フランスの社会人類学者クロード・レヴィ＝ストロースだろう。養老も、レヴィ＝ストロースの名を挙げ、ヒトとは社会において交換をするものだと言及する。

では、なぜ交換をするのか。それは「ヒトの脳」があるからだ、という。なぜなら、脳は「信号を交換する器官」だからだ。

信号の交換とは、どういうことか。

たとえば、と養老は視覚と聴覚のことを例に持ち出す。脳の中の、視覚と聴覚の結びつき、あるいは交換について、こんなことが書かれる。

「脳の視覚系は、光すなわちある波長範囲の電磁波を捕え、それを信号化して送る。聴覚系は、音波すなわち空気の振動を捕え、それを信号化して送る。始めは電磁波と音波という、およそ無関係なものが、脳内の信号系ではなぜか等価交換され、言語が生じる。」（同前、12ページ）

光と音というのは、物理的に別のものだ。その光を目が捕え、音の方は耳が捕える。そして脳の中で、光と音は結びつく。

もちろん、人でなく他の動物でも、光（＝視覚）と音（＝聴覚）は結びつくものだ。たとえば、ネコが、ある物音を聞いて、視線をそちらに向けると音の原因が見える。そこで耳で聞いたものと、目で見たものが一致する。

しかし動物では、視覚と聴覚の一致というのは、単なる現実への認識程度のことだ。ところが、ヒトでは、視覚と聴覚が結びついたものが、脳からアウトプットもされる。そのとき「言語が生じる」と養老は考える。

言語とは、視覚の情報と聴覚の情報が、脳の中で結びつき、それが脳の外にアウトプットされ、そこで生じるものだというのだ。

「こうした異質の感覚をうまく連合する方式を考案しようとしたら、その好例として、なんのことはないヒトでは言語ができてしまった。そんな気がするのである。」（同前、161ページ）

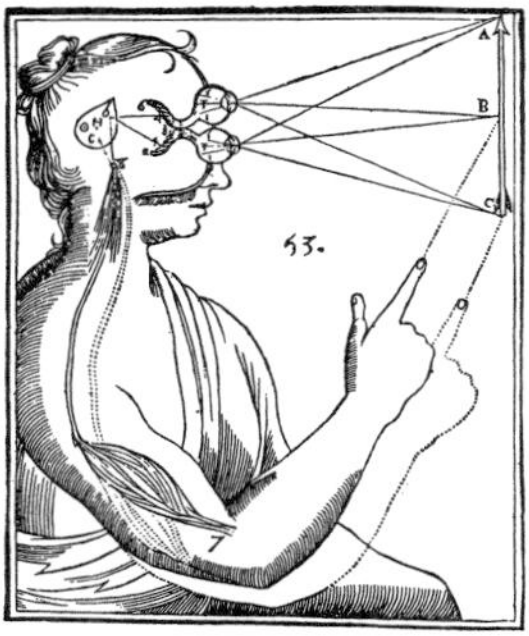

デカルト『人間論』より

言語には、書き言葉と話し言葉がある。つまり文字と声だ。文字は視覚言語、声は聴覚言語で、その光と音によるものが、言語として結びつき「交換」が可能になる。目で見た文字は声に出して読んだり喋ったりできるし、耳で聞いた声は、文字として書くこともできる。目と耳は、言語では交換自由だ。言語とは、そういう脳の機能がまさに「言語」として外在化したものである、と。

†お金と言語は、同じもの

このような「交換」あるいは「結びつく」という能力が、ヒトの脳の機能によって生まれると、その現れは言語だけにとどまらない。たとえばお金も、言語と同じものだと養老は考える。

作家が文を書くと、原稿料がもらえ、言語とお金が交換される。言語とお金は、そんなふうに結びつくことがある。しかし、ここで言っているのは、別にそういう話ではない(いや、そうでもあるか)。

そもそもは、言語とお金というのは似ても似つかない。まったく別のものだ。しかし養老は、お金も、言語と同じく、ヒトの脳が生み出したものだ、と考える。言語とお金が同じ。それはいったい、どういうことか。

それが脳の中にある「交換」という働きだ。

養老は、書く。

「脳の中にお金の流通に類似した、つまりそれと相似な過程がもともと存在する」(同前、13ページ)

そういう、お金に似たものは、既にヒトの脳の中にあり、お金とは、それが外在化したものだというのだ。

つまり、言語もお金も脳の産物で、それは脳というものが、違うものを「交換する」、あるいは「結びつける」という働きをするからだ、ということになる。

脳には、視覚、聴覚、触覚その他さまざまな感覚の入力があるが、ヒトにとっての二大感覚ともいえるのは視覚と聴覚で、その「異質な感覚」が連合されることで、言語というものが生まれた。

これが唯脳論あるいは脳という観点からみた、養老孟司の言語観である。そして、それはお金というものの形式とも共通する。

交換という脳の働きが、言語やお金を生み出し、そのようにしてヒトはヒトになった。

また、短くまとめよう。

交換をする　ヒトの脳
話す　聞く　それが言語だ
光と音が　脳でつながる
お金は　脳が生んだもの

†運動系が「目的」を生んだ

さらに別の視点からも、養老は、脳について考える。

「われわれは、背中がカユイ時に、背中のことについてなにかを知っているのではない。脳についてなにかを知っているのである。あるいは「脳のことしか知らない」。そして、言語こそ、典型的な脳の産物に他ならない。言語は脳の、それもおそらく連合野の機能の、運動系による表出である。」（同前、108ページ）

ここでは、言語が、脳の中で「運動系による表出」という書かれ方をしている。そもそも、運動系とはどういうものか。これも脳の働きについての話だ。

情報の脳へのインプット、そして脳での情報処理、さらにその情報が脳からアウトプットされる。そのアウトプットが「運動系」である。

情報のインプットには、視覚、聴覚、触覚など、さまざまな経路がある。しかしアウトプットの方は、筋肉の動きのみである。正確には、筋肉によって骨が動く。それが体の動きで、アウトプットとは、そのような筋肉と骨格という運動系によってのみなされる。体の動きは、骨の動きなのだ。

ただし、例外として、骨の動きを伴わない、顔の表情というアウトプットもある。これも、筋肉よってなされる。

顔の皮膚の裏に表情筋（＝顔面筋ともいう）という筋肉がある。笑っている、怒っている、驚いている、そういう顔の表情は、そういう顔面筋によってなされる。そこでは骨は動かないが、それが筋肉の動きによって（皮膚が動く）ということでは、やはり筋肉によ

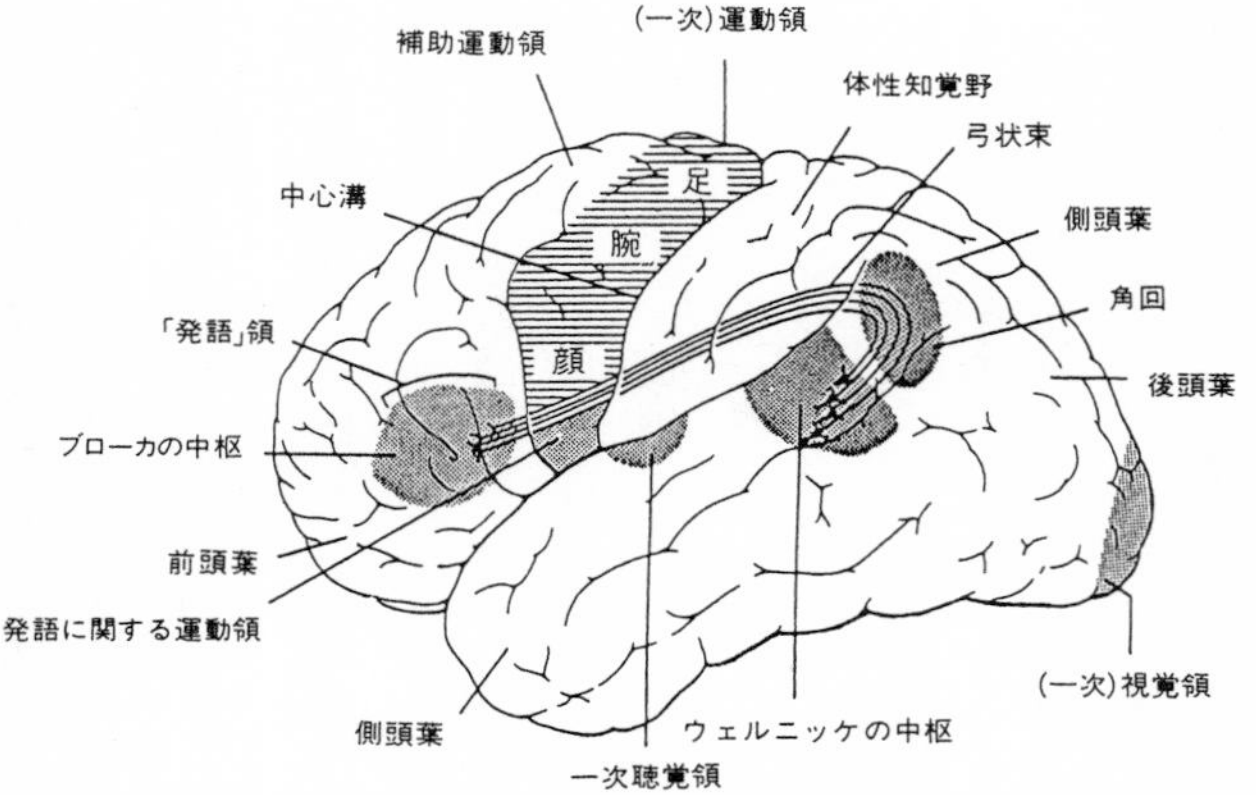

皮質における知覚領、運動領、言語中枢の地理的関係。出典：養老孟司『唯脳論』

るアウトプットである。

脳からのアウトプットは、すべて筋肉によってされる。

そのアウトプットの指令を、脳の中で出すのが、脳の中の「運動野（運動領）」といわれる部位である。

ところで、『唯脳論』では、この運動系と関連して「目的」ということについても説明がされている。

目的、だ。思い出していただきたい。前の章、『形を読む』において、形の見方の一つに「機能的」というのがあった。そこでは機能を「目的」と読みかえもして説明がされた。その「目的」である。

ヒトは、なぜ目的というものを抱くのか。それを養老は、脳の働きから説明をする。その鍵となるのが、脳の中の「運動系」の働きだ。

え、運動系？　それがなぜ、目的という話と結びつくのか。運動といえば、体を動かすことで、そこにどんな「目的」という要素があるのか。

養老は書く。

「脳は感覚の場合と同じように、自分の運動系を知っている。それは、始めは知覚系による、運動の監視のみだったであろう。しかし、やがて運動系の脳内での機能そのものが、われわれの意識にのぼり出したはずである。それが目的論の発生に違いない。」（同前、234ページ）

くり返すが、脳には情報のインプットとアウトプットがある。見たもの、聞いたもの、そういう知覚による情報のインプットがある。その情報を処理して、何らかの「運動」を起こす。体を動かす。

たとえば、見たものが「餌」と判断されたら、そこに手を伸ばし、食べる。動物なら、襲いかかり、捕食することもあるだろう。あるいは餌ではなく「敵」だと認識されたらどうするか。そこから逃げることになる。

手を伸ばして食べるにしろ、襲うにしろ、逃げるにしろ、そこには「運動」というアウトプットがある。その運動というアウトプットには、襲うとか逃げるという「目的」が存在する。

「脳内に運動系がある以上、脳はそれを黙って見過ごすことはできない。そこに目的論思考が生じる。」（同前、236ページ）

このような脳への情報のインプット、そして運動というアウトプットによって、目的を持った行動をするということがされるのだが、そこから「運動」つまりここでいう「目的」だけが抽出され、じっさいの筋肉による運動と切り離された脳内だけでの活動となるとどうなるか。

それが「目的」の誕生、ということになる。

脳が、脳で起こっていることを見つめる、それがヒトの脳の特徴だが、以上の説明でおわかりのように、運動系という働きを持ったヒトの脳によって、目的論思考というものが生まれることになる。

「目的論というものが、アリストテレス以来、ヒトの思考と切っても切れない縁があるように見える。それはなぜか。われわれの脳は、運動系からいわば「目的論を取り出して」いるのではないか。」(同前、235ページ)

なんのために? という目的は、われわれの生活や仕事のあちこちにある。それはヒトが、このような大きな脳を持っているからである。そして前章で見たような、形の見方の一つに「機能的(=目的的)」見方というか発想が生まれる。ヒトが形を機能的なものとして見る。そのような視点は、ここで説明したような、そこに脳があったから、となる。

「われわれの脳は、知覚系と運動系とを、世界像の形成に動員するらしい。ここに哲学における目的論の系譜が生じる。」(同前、238ページ)

ヒトは、そのようにして、目的を持って行動し、目的を持って生きることになる。哲学にも目的論というものが生じ、形の見方にも、どのような目的で? という見方がされることになる。

†意識とは「脳を知る脳」のこと

脳の世界に、さらに踏み込んでいこう。

次は「意識」だ。

意識とは、どういうもので、どこにあるのか。それが脳にあるなら、なぜ脳から意識が生じるのか。

養老は、こんなふうに書く。

「脳内の神経細胞が増加し、外部からの入力、あるいは直接の出力の「量」だけに依存するのではなく、脳の自前の、あるいは自慰的な活動に、神経細胞の維持が依存するようになった時、意識が発生した」（同前、142ページ）

意識はなぜ生まれたか。

それはヒトへと進化して、脳の細胞が増えた。そこに理由がある。しかし、脳が大きくなれば、意識くらい生まれるでしょう、ふつう誰でもそう考えるが、必ずしも「大きくなったから」「神経細胞が増えたから」ということだけが理由ではない。

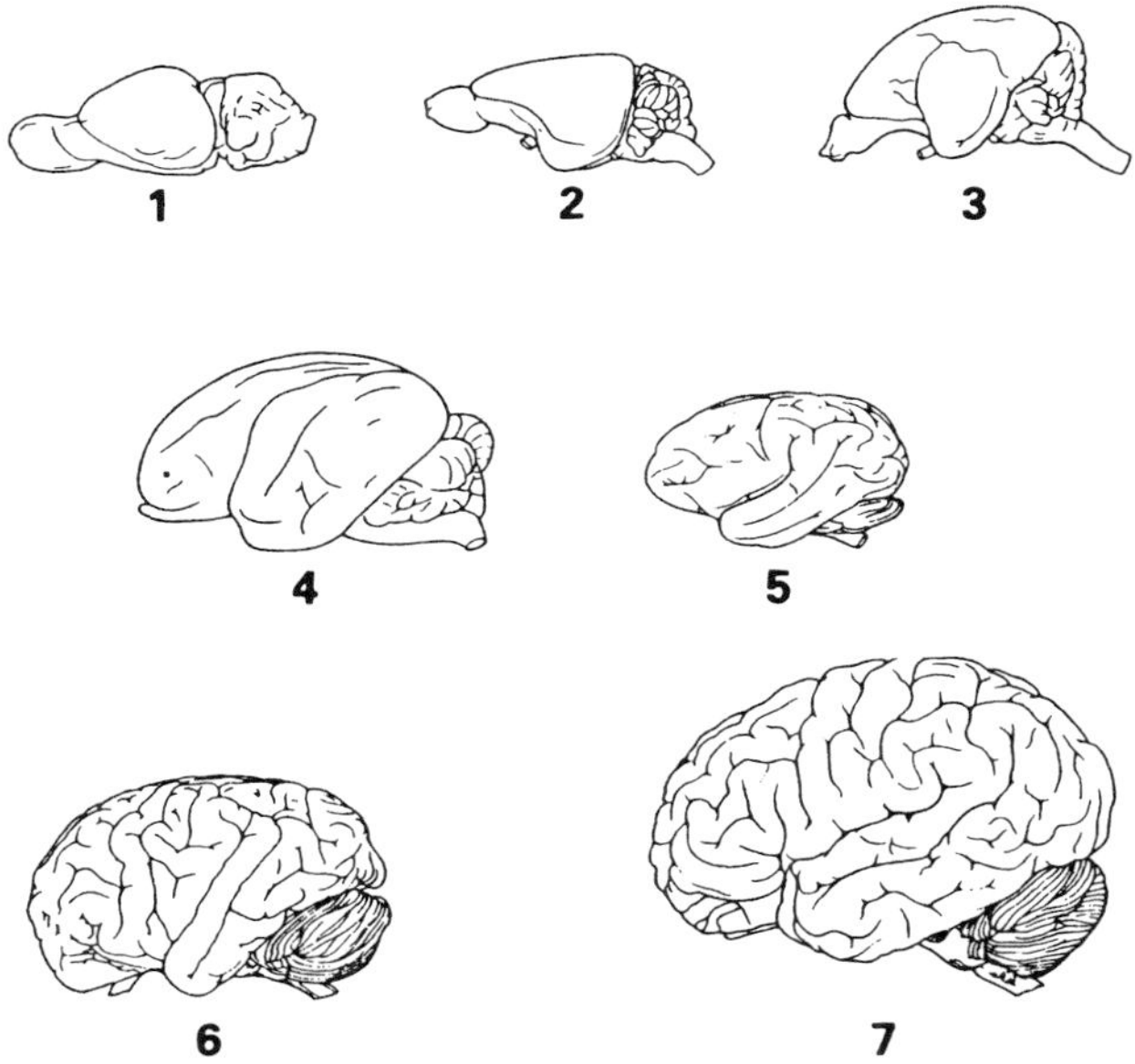

霊長類の脳の系統進化。食虫類のテンレック、霊長類との中間型であるツパイから、ヒトに至る。最後の二つはゴリラとヒト（シュタルクによる）。出典前掲書

なぜなら、脳の大きさだけでいえば、現代人の祖先である旧人のネアンデルタール人の方が、脳が大きいのだ。われわれ現代人の脳は、たいてい一五〇〇CC以下だが、ネアンデルタール人は一五〇〇CC以上あった。

ネアンデルタール人は、現在は絶滅してしまい、もういないから、その脳の大きさを測ることはできない。しかし頭蓋骨は残っており、その大きさから、中に入っていた脳

の大きさもわかる。

比べてみると、現代人よりネアンデルタール人の方が、ずいぶん脳が大きい。ネアンデルタール人は、文字（言語）を使っていなかったし、たぶんお金というものもなかった。大きな脳を持っているのだから、情報処理能力も高い。それなのになぜ、言語もお金もなかったのか。

おそらく、視覚なら視覚だけ、聴覚なら聴覚だけ、と別個の処理能力が優れていたと推定できる。

これはチンパンジーを使った実験からもわかる。京都大学霊長類研究所で、チンパンジーに簡単な数字を教え、その順序も教えるという研究がされた（松沢哲郎らによる）。

1から9くらいまでの数字だと、チンパンジーは、その文字の形と数の順番くらいは理解できる。そしてパソコンの画面に、数字をランダムに映す。ほんの一瞬のことで、たいていの人間は、画面のどこに、どの数字があったか記憶（認識）できない。もしカメラがあれば、それを撮って、後からゆっくり「1がここ、2がここ」と順番を指摘できるだろう。しかし、そんなふうにほんの一瞬見せられただけでは、それを記憶して、トランプゲームの神経衰弱のように、すべての数字（とはいえ一〇文字程度だ）を言い当てることはできない。

数学の能力などはるかに劣るはずのチンパンジーは、なんと、それができる。見たものを見たままに、その映像を記憶して、後からじっくり吟味できるのだ。

ネアンデルタール人は、いわばヒト（＝現代人）とチンパンジーの中間的な存在だ。だから、推定ではあるが、ヒトよりもチンパンジーのように視覚の記憶能力は優れていたに違いない。いや、ヒトよりもチンパンジーよりもはるかに大きな脳をもったネアンデルタール人には、われわれ現代人にはない、すぐれた視覚に関する能力があったのかもしれない。それは視覚だけでなく、聴覚や、他の感覚の情報処理能力においてもそうであったのだろう。

だが、ネアンデルタール人には文字（言語）やお金を使う能力はなかった。なぜか。それは先に述べた「交換」とか「結びつける」という脳の能力がなかったからだと考えられる。だから、大きな脳（とたくさんの神経細胞）をもっていても、われわれヒトのような「意識」をもたなかったのではないかと思われる。

「意識とはなにか。それは脳の機能である。」（同前、118ページ）

養老は、そういうが、ここでの「脳の機能」とは、「交換」あるいは「結びつける」というものだ。

「脳が脳を知ることが意識だ」(同前、122ページ)

脳が、脳の中で他の部位と結びつき(神経回路がつながり)、たとえば視覚で外の世界にあるものを知覚するように、脳の中にあるものを、脳が知るようになる。それが「意識」というものであり、考える、ということなのだ。

「「考える」主体などというものは、言語の形式上、ここに紛れ込んできたものであって、そんなものはもともと要らない。なぜなら、「考える」とは、自分の脳の状態だからである。」(同前、122ページ)

考える、というのは脳の状態、あるいは意識というのは、脳の状態の一つなのだ。なぜなら大きくなった脳は、脳を使わないといけない。筋肉を使わない生活をしていると筋力が衰えるように、脳を使わなければ、脳(のその部位)も不要になる。

しかし視覚や聴覚など、バラバラの知覚を使うほどに、視覚情報処理の能力も、聴覚情報処理の能力も必要ない。というか、チンパンジーからネアンデルタール人まで持っていた、知覚のある能力がヒトは衰えた。それは先のチンパンジーの実験からもわかる。そうして、残った脳を維持するには、脳を別のことに使わないといけない。そうしないと長い年月の間には脳が衰える。そこで、脳が脳を監視するという「自慰的」なことがされるようになった。それが意識なのだ。

「意識がそういうものだとすれば、その単純な生物学的意義とは、神経細胞の維持である。ゆえに、思考なり意識なり自我なり、そういうものが、ほとんどの場合、自慰的であってそれ以外のものではない」（同前、142ページ）

と養老が述べるのは、そういう意味である。

「意識が脳から発生することを、強いて不思議と思うなら、たしかに不思議と思わざるを得ない。しかし、素直に、それが「脳が脳のことを知るあり方」だと思えば、さして不思議はない。」（同前、121ページ）

意識は、そのようにして、脳の中で発生した。それが、唯脳論から説明される「意識」というものの解釈でもある。

†心と脳と体の関係

ヒトの意識とは、脳からみたらどういうことか、これで説明がついた。

次は、その意識と、ヒトという存在（ここでは「身体」の意味）との関係という話になる。意識を、ここでは心という言葉に置き換えて、心身の問題という言い方にしてもいい。

この問題について、養老はこんなふうに考える。

「脳と心の関係の問題、すなわち心身論とは、じつは構造と機能の関係の問題に帰着する」（同前、30ページ）

脳とは、解剖できるモノである。身体の一部である。つまり手に取ってみることができる（もちろん亡くなった解剖体を使えば、ということだが）。

しかし、意識（や心）というものは、手に取ってみることはできない。養老は、これを構造と機能の関係と考える。モノである脳は、そこに構造がある。だから解剖もできる。

そして意識（や心）とは、その機能なのだ。

「心は脳の機能であるとした。それなら、脳と心の関係とは、心臓と循環、腎臓と排泄、肺と呼吸の関係と、つまりは似たようなものである。」（同前、34ページ）

心臓は、体の一部だ。だから解剖できる。しかし心臓の機能である血液循環は、機能なので、手に取って見ることもできないし（血の流れは見えるが、血液循環の働きそのものは見えない）、解剖もできない。

肺も同じだ。肺は、解剖できる。しかし、呼吸というのは、手に取って見ることもできないし、解剖もできない。肺の解剖について、実は、個人的な体験の話だが、人体の解剖をしていて、いちばん印象が強いのは、肺の解剖だった。とくに、その弾力というか触覚が、他の臓器と違う。筋肉に触れたときの質感は、解剖の経験がなくてもご想像いただけるだろう。ウシやブタのステーキ、あれと同じだ。でも動物と人間は違うでしょう、そう思われるかもしれない。たしかに違う。そもそも牛肉と豚肉も、一目でどちらの肉かわかるだろう。

ウシもブタも哺乳動物の中では偶蹄類《ぐうているい》という同じグループだが、にもかかわらず、どちらの肉かはわかる。ましてや霊長類であるヒトの筋肉は、ずいぶん違う。とはいえ、同じ「筋肉」というモノであることに変わりはない。どちらも横紋筋《おうもんきん》だ。

心臓の筋肉も、硬さや弾力が違う。胃や腸は、ヌメヌメして、薄いから柔らかい。それぞれの臓器の触感は違う。その中でも、肺はずいぶん違うのだ。

押すと、クッションのようだ。しかしクッションよりは硬い。乳房とも違う。シリコンやゴムとも違う。この世にこんな弾力のものがあったのか、と思えるほど、柔らかく、硬い。自分は、その肺の感触が好きで、よく手で押しては、その感触を味わったものだ。

ただ普通は、肺の弾力を味わうというのは、解剖の目的と違うので、あまりやり過ぎると「お前、何やってるの？」と言われかねない。そこで腹部あたりを観察するフリをしながら、手を、肺の上に置いて、それを押してみる。目は腹部を見ているので、まさか肺の感触を味わっているとは思われない。

肺、ということで解剖の記憶が蘇り、脱線しすぎた。話を戻そう。肺と呼吸の話だ。

ともかく、肺はモノで、だから解剖できる。バラバラにしていくと植物の根のように、細い筋がたくさん現れる。しかし、その機能である「呼吸」は、見ることも解剖することもできない。

脳と意識（や心）との関係も同じなのだ。心は、脳の機能であって、脳のような身体というモノの一部ではない。

「唯脳論は、「心の原因としての脳」を扱うのではない。心の示す機能に「対応するもの」としての脳、あるいは脳という構造に対応するものとしての「心という機能」を扱う。」（同前、41ページ）

というふうに考えると、心とは、どういうものかわかる。

もちろん、わかったと言っても、女心と秋の空、とか、夏目漱石の小説『こころ』などでいう、心の謎が解けた、というわけではない。

しかし脳との関係で、心とはどういうものか、そういうことはおわかりいただけたかと思う。

「構造とは、脳なら脳を、より視覚系寄りに扱うやり方であり、機能とは、同じものを聴覚・運動系寄りに扱うやり方」（同前、42ページ）

養老はそうも書く。

構造は視覚系、機能は聴覚系であると。

ここでいう「機能が視覚系ではない」というのはわかる。目に見ることができないのだから、視覚系ではない。だが、なぜ、それを聴覚系というのか。呼吸も、血液循環も、心も、音ではない。

ここで養老が聴覚系という言い方で考えているのは「時間」のことだ。つまり音は時間の流れの中にある。瞬間の音などというものはない。短い音はあっても、それは瞬間ではなく、短い時間の中にあるものだ。「時間」の中にあるものだ。それに対して、視覚は、瞬間であることが可能だ。視覚は、時間ではなく、空間の中にあるからだ。

つまり視覚系というのは「空間」であり、聴覚系というのは「時間」の中にある。構造は空間、機能は時間、ということでもある。だから「構造とは視覚系、機能とは聴覚系」と養老は書く。そして、脳の中で、視覚の情報処理をする部位と、聴覚の情報処理をする部位は違う。

ともあれ、脳と心とは違う。かたや構造、かたや機能、それは次元の異なる話なのだ。

では、唯脳論とは、心身二元論なのか？

一元論、二元論という話をすれば、心と体は別だという心身二元論でも、心と体は一つだという心身一元論でもない。どちらでもないし、どちらでもある。1か2かと言えば、

1・…という中間的なものだろう。

だからわざわざ『唯脳論』などという新たな本が書かれたのだ。

†死体とは、都市に残された最後の自然である

それにしても、ヒトはなぜ、体と心は別のもの、という発想を得たのだろう。養老孟司は解剖学者なので、それを「心の側」から考えず、「体の側」から考える。つまり、体のある状態を見て、ヒトは「体と心は別のもの」という発想を得たという。

その、体の「ある状態」とは何か？　それが死体だ。

「死体があるからこそ、ヒトは素朴に、身体と魂の分離を信じたのであろう。これを生物学の文脈で言えば、構造と機能の分離ということになる。」（同前、45ページ）

死体とは、心が消えて無くなったものだ。ヒトは、あちこちで死ぬから、人生の中で死体を目にすることがある。その死体を見て、体には、心のない状態があって、心とは別の、魂とは分離した「身体」があることを知る、あるいは「信じる」ことになる。

『唯脳論』の最後の結論は、じつは「死体」である。

そこで、あれっ？　と思う。唯脳論とは、脳・礼讃、あるいは脳・第一主義とでもいう思想ではなかったのか。二〇世紀後半、脳科学の研究が進展し、自然科学の分野だけでなく、社会全体で「脳」というものへの関心が高まった。その流れを先導したのが、唯脳論という発想だったのではないのか。

世界でいちばん大切なものは、脳です、という、その思想の結晶が『唯脳論』という書物ではなかったのか、と。

ところが、この本を読んでいくと、いわば脳とは正反対の、「都市に残された最後の自然」である身体、さらにその身体の生々しさを象徴するような「死体」というものへの眼差しの大切さが説かれる。

「脳化＝社会で最終的に抑圧されるべきものは、身体である。ゆえに死体である。死体は「身体性そのもの」を指示するからである。脳は自己の身体性を嫌う。それは支配と統御の彼方にあるからである。」（同前、258ページ）

ここでは「脳化＝社会で最終的に抑圧されるべきものは、身体である」と書かれる。よりわかりやすく言えば、それは「死体」であるとも明言される。つまり、脳とは正反対のものが、死体であるというのだ。

である、にもかかわらず、『唯脳論』の最終章、いわば結論である最終章で、「脳と身体」と題されて、死体の意義が主張される。いったい、どういうことか。この章を読み進めてみよう。

「社会とは、すなわち脳の産物である。」(同前、256ページ)

まず、ここで書かれるのは、社会とは脳の産物、つまり唯脳論の確認である。社会は、ヒトの脳が作った。逆に言えば、社会とは「脳の中」で暮らすようなものである。これが唯脳論という考え方だ。

「社会は脳の上に成立し、個人は身体の上に成立する。」(同前 262ページ)

そして次に、その脳との関係で、身体とはどういう位置にあるのかが書かれる。まず、この文の前半部分である「社会は脳の上に成立し」、これが意味するところが、まさに唯脳論である。では、身体は? という話になる。

ここでは「個人は身体の上に成立する」と書かれる。社会ではなくて、「個人」とはどのようなものか。個人という存在を成り立たせている基盤はなにか。それが、身体だというのだ。

そこで、社会と身体の関係である。解剖学の観点から考えると、こうなる。

社会＝脳

×

個人＝身体

つまり社会と個人の関係とは、解剖学から見ると、脳と身体の関係と同じということになる。

それは、社会と身体との関係を考えるヒントにもなる。

「社会は暗黙のうちに脳化を目指す。そこではなにが起こるか。「身体性」の抑圧である。現代社会の禁忌は、じつは「脳の身体性」である。」（同前、257ページ）

社会は個人を抑圧する。そうでないのが理想的な社会のあり方だろうが、現実には、社会は個人を抑圧する。これまで生きてきて、社会に対してそう感じた経験は少なくないだろう。

ということで、この図式で言うと、それは「社会は身体を抑圧する」と言い換えることもできる。

脳というのは不思議な存在で、それは意識や社会というものの基盤になる。と同時に、脳は身体の一部でもある。いや解剖学的にみれば、脳は身体そのもので、意識や社会というものは、あくまで脳の機能であり、脳の産物にすぎない。モノとしての脳ではない。

だから、こういう話になる。

「脳化＝社会が身体を嫌うのは、当然である。脳はかならず自らの身体性によって裏切られるからである。脳はその発生母体である身体によって、最後にかならず滅ぼされる。それが死である。」（同前、258ページ）

脳にも、終わりがある。なぜなら脳は身体の一部であり、身体には必ず死が訪れるからだ。身体や個人が死んでも、社会はその後も存続する。意識についても、たとえば意識が生み出した文学作品や芸術作品は、個人が生み出したものとして、後世に残ることもある。しかし身体や、その身体の一部である脳は、必ず死ぬ。その身体が死んだ姿というものが、死体だ。

「個人としてのヒトは死すべきものであり、それを知るものは脳である。だからこそ脳は、統御可能性を集約して社会を作り出す。個人は滅びても、脳化＝社会は滅びないですむからである。」（同前、259ページ）

ここまで書いてきたように、脳化とは、環境を人工化し、自然を排除することであった。それによって、社会が成立し、都市が成立した。ヒトという身体を持った存在が目指してきたものとは、そういうものだった。

しかし、それはいつか裏切られることになる。それが死というものであり、脳も死ぬ。いくら社会や都市を作っても、ヒトはそこから排除される。死ぬ。排除したはずの自然から復讐《ふくしゅう》されるのである。

自然からの復讐とは、地震や台風のような自然災害だけではない。そもそも、自然災害から守り切ることのできない都市というのも、「都市」として未完成だ。どんな大きな自然災害からも防御できる、安全な都市環境を作る。それがヒトの最終目標ともいえる。しかし、そうなっても、最後まで守れない「自然からの復讐」がある。それが身体の死だ。死体だ。

養老は、書く。

「われわれに復讐すべき自然がじつはどこにあったかは、もはや明瞭であろう。それは「外部の自然」ではなかった。ヒトの身体性であり、ゆえに脳の身体性だった」(同前、266ページ)

解剖学は、身体の研究から出発し、「最後の解剖学者」である養老孟司は、やがて「脳化」というものに思いを馳せる。まさに解剖学というものが歩む道筋そのものである。そして、その果てにやってくるのが、また、その身体の死、あるいは身体が死んだ姿である死体だ。

「脳化＝社会で最終的に抑圧されるべきものは、身体である。ゆえに死体である。死体は「身体性そのもの」を指示するからである。脳は自己の身体性を嫌う。それは支配と

統御の彼方にあるからである。」（同前、258ページ）

死体から始まって、死体で終わる。まさに解剖学そのものと言ってよいループである。

ここまでの話を、また短くまとめよう。

目的　生んだ　運動系

脳を知る脳　それ意識

心と脳は　無関係？

というふうに、脳と心について考えて、最後に出てきたのが「死体」である。

最後の自然　それ死体

ともあれ、解剖学教室には、解剖台の上に、死体がある。

死体を前にして、ヒトは何を考えるか。

初め、解剖学者は、死体を解剖し、そこに筋肉や内臓や、張り巡らされた神経を発見し、その神経の中枢である脳を見た。それが解剖学の歴史だった。

そして、やがてそこから「唯脳論」が生まれた。

しかし、唯脳論には、まだ先があった。その先にあったのは、なんと出発点である「死体」だった。

結局、『唯脳論』とはなにであったのか？　ここに至ってわかるのは、じつは脳を見つめ、研究し、思索を続けると、その先にあるのは「死体」である、ということだ。なんのことはない。解剖学とは、死体とは何か、を明らかにする学問なのである。

その手順として「脳」があった。人が、あまり着目していない脳に、まずは注目してもらわないといけない。

そこで養老は、とりあえず、脳・第一主義とでもいう「唯脳論」を打ち立てた。しかし、それが養老の主張ではない。誰も唯脳論を唱えないので、養老が、自分で唯脳論を打ち立ててみたまでである。

そうではあるが、そこが養老孟司の「本丸」ではなかった。唯脳論という一つのステップを踏んだ上で、次に、本丸がやってくる。その本丸とは何か。「死体」である。

解剖台の上には、死体がある。話は、やっとここまで来た。

そこで『唯脳論』に続く、養老孟司の書き下ろし作品は、『解剖学教室へようこそ』となる。

舞台は、解剖学教室だ。

第三章

『解剖学教室へようこそ』——一九九三年

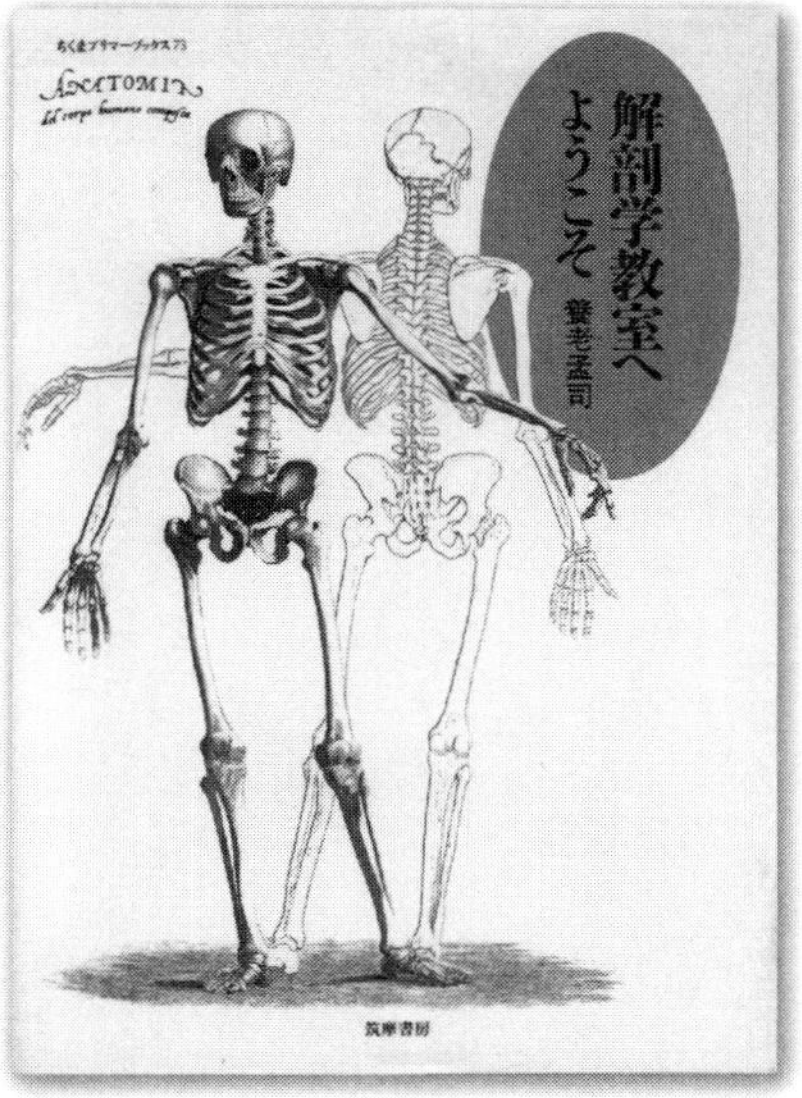

一九九三年、養老孟司は二冊目の完全書き下ろしの本を書く。それが『解剖学教室へようこそ』で、養老は、一九九五年に東京大学の解剖学教室を（定年を前にして）退職するが、この本が東大在職中の書き下ろしの著作としては最後になる。
これは、ちくまプリマーブックスという、十代の若い読者向けのシリーズで、そのせいもあって、わかりやすく、解剖学教室とはどういうものかが説明される。

†解剖学教室へようこそ

まず、第1章の「解剖をはじめる」。
ここでは解剖学教室の日常が紹介される。

「私も、初めて解剖をしたときのことを、よく覚えている。東京大学医学部の一年生、普通に言えば、大学三年生のときである。……夏休みが終り、秋口から解剖の実習がはじまる。なにしろそれまでは、カエルの解剖をしたことがあるだけである。人間の解剖とは、どういうことか。想像しただけで緊張する。だから、初めて実習室に入ったときの光景は、いまでも目に浮かんでくる。……それぞれの死体をきちんと大きな白い布で包み、さらに全体をビニールで包んである。死体を乾かさないためである。だから、まだ人間の姿は見えない。ビニールを取り除いて白布を開けると、中に人間の一部が見えてくる。これが、私が死体と出会った、最初の瞬間である。」(『解剖学教室へようこそ』、10ページ)

何ごとにも、初めて、ということがある。解剖学者の養老孟司にとっても、最初の解剖という体験があった。学生時代の解剖体験を養老は、こんなふうに書いている。いうまでもないが、たとえば『唯脳論』で「死体」と書くとき、そのベースには、この学生時代以後、人生の長い時間の中で、日常的に死体を見てきた、という解剖学教室での体験がある。

この初めての解剖のとき、学生の養老に割り当てられた死体は、おじいさんで、天秤棒を担ぐ仕事をしていた人で、肩の筋肉が盛り上がっていたという。隣の解剖台の死体は、若い人で、首にナワで絞めた跡があったともいう。

自分は、『解剖学教室へようこそ』が出版されたのと同じ一九九三年に『死体を探せ!』という本を出した。養老先生と同じ考えで、解剖学教室の日常で考え、感じたこと、それを「バーチャルリアリティ時代の死体(の重要性)」というような観点から、死体のリアルについて、あれこれ書いた。

せっかくなので、ここで自分が『死体を探せ！』の中で書いた、解剖学教室での日常の描写も引用してみたい。たとえば、こんな文章。

「腎臓と膀胱が尿道でつながっている解剖標本をつくるため、女性の遺体の腹のあたりを解剖していたことがあった。翌日からアメリカに行く予定で、その日のうちに解剖を終えないといけない。そんな夕方だった。実習室は一〇〇人ほどの学生用のスペースだから広い。石製の解剖台が二十数個ならんでいる。そこで一人、私は解剖をしていた。

その女性の死因が子宮ガンだったため、膀胱のあたりはぐちゃぐちゃで、変なふうにはりついていたりして、きれいに尿道と膀胱が切り出せない。私は子宮の裏側あたりに手を突っこんで、膀胱とそのまわりを分けていた。手は脂肪だらけでヌベヌベしている。慌てていることもあって息も荒い。疲れもあって頬が熱い。集中しているので、膀胱に触れている手ざわりしか、自分にはない。

しかしふと我に帰ることがある。つまり解剖とは無縁の、日常的な気分がふっとかすめる瞬間があるのだ。そんなとき、目の前の開かれた腹と自分の手を見てゾッとする。自分はなんてすごいことをしているんだ、と思う。部屋はいつの間にか夕闇に包まれている。学生も帰り、自分の解剖台にだけ、ライトが当たっている。あたりは闇だ。内臓をさらけ出された死体の断片が散っている。その腹に手を突っこんで、腎臓と膀胱を取り出そうとしている。

瞬間、私は解剖をしている自分がおそろしくなる」（布施英利『死体を探せ！』法藏館、21ページ）

自分が、こういう「死体」についての本を書いたのは、もちろん『唯脳論』の影響である。というか、もっと正確に言えば、『唯脳論』を書いていたときの養老先生と、「現代」ということについて日常的に議論ができる環境であった、ということによる。自分は、この『解剖学教室へようこそ』と、ほぼ同じ時に、「死体」についての本を書いたのだ。


「解剖は残酷だ。いまでもそんなことを言う人がある。そういう人でも、舗装道路を残酷だとは言わない。でも、地面にコンクリートをひいたら、どれだけの生き物がすみかを奪われ、死んでしまうか。

つまりは、知らないだけなのである。解剖のように、すこし目立つと、ああだ、こうだと言われる。そういう社会では、目立たないほうがいい。隠れていれば、無事である。でも、そうすると、多くの大切なことが、隠れてしまう」（『解剖学教室へようこそ』、

216ページ）

ともあれ、解剖とか、死体とか、そういうことについて、隠さずに、語ることは大切だ。養老は、そう考え、このような本を書く。

†そもそも解剖とは

さて、『解剖学教室へようこそ』の第1章「解剖をはじめる」では、解剖実習の経験談とともに、そもそも解剖とはどういうものなのかが、わかりやすく説明される。

書かれていることは、おもに三つで、「系統解剖とはなにか」「解剖体はなぜ腐らないのか」「死体はどこから来るのか」だ。

まず、「系統解剖とはなにか」ということだが、そもそも解剖といっても、いくつかの分野があり、養老が専門としていたのは、系統解剖学と言われるものだった。

当時、東大の医学部では、三つの解剖をする分野があった。病理解剖、法医解剖、そしてふつうの解剖で、この「ふつうの解剖」が系統解剖というものだ。だいたい、解剖に「ふつう」とかあるのか、解剖ってそもそも、普通じゃない行為なのでは、と思うかもしれないが、ここでいう「ふつう」というのは、病理解剖でも法医解剖でもない、という意味だ。

病理解剖とは、病気で亡くなった死体の、その死因を調べるものだ。たとえば心臓の病気で亡くなったとする。それを調べるために、心臓やその近くの血管を解剖してみる。それが病理解剖だ。だから病理解剖では、(その場合)心臓以外の部位は解剖しない。解剖するポイントが絞られているから、短い時間で済む。なので、死体の防腐処置をしなくても、亡くなって新鮮な(?)うちに解剖できる。

法医解剖は、死因が事件や事故によるものだ。たとえば首吊りで亡くなった死体が発見された。しかしそれが本当に自殺なのか、あるいは自殺を装って、首を絞めて殺した死体の首に縄をかけて吊るし、あたかも自殺を装ったものなのか。それは首のあたりを解剖して損傷の具合を調べれば死因がわかる。それは犯罪や法に関わる解剖なので、法医解剖といわれる。

そういう病理解剖とか法医解剖とは違う、ふつうの解剖がある。それがなぜ「ふつう」なのかといえば、たとえば心臓病で亡くなった死体を解剖する場合、体の心臓以外の部位を解剖するのだ。つまり病理解剖と正反対だ。あるいは首吊りで亡くなった死体なら、首以外のところを解剖する。つまり死因とは別の、健康なというか、ふつうの体の部位を解剖する。

「『ヒトのからだは、どんなふうにできているか』

それを知る目的で行なう解剖を、系統解剖という。これが、学生の行なう解剖である。病理解剖も法医解剖も、系統解剖に比べたら、目的のはっきりした、専門的な解剖なのである。この三つの解剖の区別を、世の中のほとんどの人は心得ていない。」（同前、14ページ）

では系統解剖とはなにか。その「系統」とはどういう意味なのだろうか。

「系統解剖の目的は、ヒトのからだを知ることである。人体は、じつにさまざまな構造からできている。骨だけだって、二百くらいある。……そうしたものを、一つ一つ、ていねいに見ていく。それが系統解剖である。」（同前、16ページ）

つまり、骨とか筋肉とか、あるいは消化器系とか血管系とか、そういう「系統」を見るためにする解剖が系統解剖なのだ。それが養老の専門であった。

ところで、先に書いたが、病理解剖などでは、解剖する部位が限定されているので、解剖にそれほど時間はかからない。長くても数時間で終わらせることもできる。しかし、系統解剖は時間がかかる。なにしろ身体の隅から隅まで解剖して調べるのだ。医学部の実習の授業では、朝から夕方まで解剖して、だいたい二カ月をかけて行う授業のカリキュラムになっている。

†解剖には何カ月という長い時間がかかる

解剖に何カ月という長い時間がかかるとどうなるか。いうまでもなく、死体は生モノなので、腐る。臭くなる。そうなっては、解剖の作業どころではない。吐き気に耐えながら、解剖をしないといけない。

レオナルド・ダ・ヴィンチは、三十数体の死体を解剖したが、残されたメモには、解剖をするには「丈夫な胃袋が必要」と書き残されている。腐った死体を前に、吐き気に耐えて解剖をしていたことがうかがえる。

もちろん、医学部の授業で、学生がそんなふうに吐き気に耐えながら解剖をしているわけではない。現代の解剖では、死体は腐らないのだ。なぜ、解剖体は腐らないのか。

「二か月も同じ死体を解剖するのか。それでは死体が腐ってしまうではないか。

昔の解剖では、そうだった。死体が腐ってしまうので、そうゆっくり解剖などしている暇は、なかったのである。」(同前、23ページ)

では今の解剖では、なぜ長い期間、解剖を続けることができるのか。死体が腐らない方法が発明され、それで長い年月(ほぼ永久にと言ってもいい)、死体が腐らずに保存することが可能になったからだ。

その、腐らないようにする作業を「固定する」という言い方をする。

養老は、書く。

「生きているあいだ、細胞もまた、自分の中にあるものを壊す必要がある。たとえば、古くなってもう使えなくなったタンパクや、その他のさまざまな分子。だから、そういうものを壊すための装置を、細胞は自分の中に備えている。でも、細胞が死ぬと、その装置が壊れて、なんと自分を壊しはじめるのである。だから、固定をしないと、死んだからだは、部分にもよるが、自分でいわば「とけて」しまう」(同前、29ページ)

そんなふうにして固定=防腐処置がされる。しかも、その処置は、単に「腐らない」ということだけのためにされるのではない。殺菌効果もある。

「系統解剖のための死体には、今ではあらかじめ防腐処置をほどこしておく。防腐処置は、死体を腐らせないだけではない。死体が持つかもしれない細菌やウイルスによる感染を防ぐ。そういう効果もある。これは十九世紀にはじまった方法である。では、具体的にどのような処置をすれば、死体が腐らないのか。」（同前、26ページ）

そこで使う薬品がホルマリンだ。この液体の名前は誰でも知っているだろう。

防腐の方法とは、ホルムアルデヒドという化学物質を含んだ水（これがホルマリンという名で売られている）を、さらに薄めて体にしみ込ませるのだ。そうすると腐らなくなる。

しかし具体的には、どのような作業をするのか。なんだか、ホルマリンの入ったプールみたいなものがあって、そこに死体をドボンと浸す、というような光景をイメージされるかもしれない。たしかに解剖学教室には防腐液の入ったプールがあった（それはホルマリンではなくアルコール液が入っていたが、ともかく防腐効果のある薬品だ）。

しかし死体をドボンと薬品に浸しても、人体は厚みのある立体で、表面にある皮膚には防腐効果があるだろうが、内臓や筋肉の中心部までは、ドボンと浸すだけでは染み込まない。

では、どうするか。

「亡くなった人が、私たちの教室に来る。そうしたら、私たちはまず大腿《だいたい》動脈からホルマリンを注入する。大腿動脈というのは、ももの内側を通っている、鉛筆ほどの太さの動脈である。ここを通って、足全体に血液が送られる。」（同前、26ページ）

死体を、液体の入った容器にドボンと浸しても、液体が染み込むのは体の表面だけだ。簡単には、中まで染み込んでいかない。それで「血管」を利用するのだ。

つまり血管というのは、体の隅々まで張り巡らされているチューブのようなものだ。そのチューブというか管は、一つにつながっている。血管には、動脈系と静脈系があって、まず心臓から出た血管（動脈系）から、身体の隅々まで新鮮な血液が送られる。そして血液は、動脈の末端の毛細血管から静脈に流れ、心臓に戻る。それが血液循環だ（血液循環には、全身に行き渡る体循環と、肺に行って酸素を得る肺循環があるが、ここではシンプルに体循環のみをイメージしてほしい）。

だから血管のどこかに針を刺して、液体を注入する。圧をかければ、液体は全ての血管に行き渡る。特に動脈のほうは、心臓から流れてくる血液の圧に耐えるように、太く頑丈だから、どこかの太い動脈に、針を刺してホルマリンを流し込めばいい。それが、太腿《ふともも》のところの大腿動脈ということになる。

その作業が行われている光景は、こんな感じだ。病院で、腕などに点滴を受ける光景を思い浮かべてほしい。あれと同じく、液体の入ったガラス容器が、ぶら下げられている。そこからチューブが伸び、チューブの末端が針になっていて、それが大腿の血管に刺さっている。液体(ここではホルマリン)の入った容器は、高いところにあるので、その落下の圧くらいで、液体は血管に送り込まれていく。解剖台に横たわっている死体が、あたかも点滴で治療を受けているような姿で、全身の血管にホルマリンが流れ込んでいくのだ。

そうやって、体の隅々までがホルマリンで浸される。それで作業は完了で、あとはほぼ永久に腐敗することはない。ただし乾くとミイラのようになってしまうので、アルコールで濡れた布で全身を包み、それをさらに、乾燥を避けるためにビニールで包む。またホルマリンは、解剖をする人間が吸うと健康に悪影響なので、一通りホルマリンがしみ込んだら、それをアルコールに置き換えるという作業もある。

「生体をホルムアルデヒドにつけると、固定される。固定とは、生きた細胞や組織に含まれているタンパク質が、変性することである。……わかりやすく言えば、なま卵をゆで卵にするのが、固定なのである。……ホルマリンで固定された人体は、腐敗せずに、長く保存できる。」（同前、28ページ）

ここで書かれているように、防腐作業のことを「固定する」という言い方をする。解剖実習の授業を受ける学生は、この「固定された」死体を教材にして、二ヵ月という長い期間、解剖の勉強に取り組むことになる。

医学生への授業だけではない。解剖学の研究でも、そんなふうにして固定された死体を使って、日々解剖し、人体の研究を進めていくのだ。

†解剖に使う死体は、どこから来るのか

ここで別の疑問が湧かないだろうか。

その解剖に使う死体は、どこから来るのか。

医学部だから附属病院があって、そこで亡くなる人がいる。その死体（というかご遺体）が回ってくるのか。しかし家族や知人を亡くしたことのある人は、その時のことを思い出して頂きたいが、病院で亡くなると、すぐに霊安室に運ばれ、そこから霊柩車《れいきゅうしゃ》に乗って、

自宅に帰る。あるいは葬儀場や火葬場に行く。家族の遺体が、勝手に解剖されることはない。

では、どこから、解剖に使う死体を入手するのか。

「死んだ人はなにも言わない。でも、生きているうちに、死んだ後のことを決めることはできる。だから、いまほとんどの大学で解剖される死体は、本人の生前の意志によるのである。解剖される死体は、生きているうちに、

「死んだら私のからだを解剖して、医学に役立ててください」

と決めた人たちなのである。これを献体《けんたい》という。」(同前、30ページ)

解剖学教室に勤めている人間の仕事の一つは、この献体された死体を引き取りにいくことだ。解剖学教室の教員か職員(＝技官という人がいる)が、霊柩車のような車の運転手と(そういう業者がある)、二人一組で引き取りに行く。

自分も、何度か行ったことがある。たいていは病院か老人ホームのようなところだ。ところで、献体といって、本人の生前の意志で解剖に使われるのだが、亡くなると誰が連絡してくるのか。まさか本人が「先ほど死亡しました。つきましては引き取りに来てく

ださい」と電話してくるわけではない。

だから、献体の登録をした人は、周囲にその旨を伝え、とくに家族の了解を取っておかないといけない。ともあれ、そんなふうにして、献体の死体が解剖学教室に運ばれ、固定の作業がされ、解剖され、それが終わると火葬され、遺骨が遺族のところに返されるということになる。引き取った死体は、返却されるまで、ときに一、二年、解剖学教室に預けられることになる。

そんなことの繰り返しが、解剖学教室の日常だ。

ここまでの話を、やはり十二音の短い文でまとめてみよう。

解剖室に　死体ある

解剖のため　丈夫な胃

ホルマリン　死体は死なず

†誰が解剖を始めたのか

さて、『解剖学教室へようこそ』では、そんな解剖学教室の光景が紹介されるが、さらに、解剖学の歴史（つまり、「だれが解剖をはじめたか」）や、解剖してなにがわかるか、などについて書かれていく。

それらの話題についても、簡単に触れてみたい。

まず解剖の歴史、つまり誰が解剖を始めたのか、という話。ここでは日本の解剖の歴史、それとヨーロッパでの解剖の歴史の二つが、それぞれ別の章で解説されている。

日本で最初に解剖がされたのは、いつか。もしかして、それは杉田玄白や前野良沢《まえのりょうたく》による『解体新書』のときか、と考える人が多いかもしれない。

たしかに『解体新書』出版のエピソードは有名だ。しかしあの本は、実際に死体を解剖したこととの記録ではなく、オランダ語の『ターヘル・アナトミア』という解剖学の本を日本語に「翻訳した」という話だ。

杉田玄白らは、骨ケ原に腑分け（つまり解剖）を見学に行ったが、そもそもそれ以前に、解剖は行われていた。では、いつ、誰が？

「日本で初めて、「官許の」、つまり政府からきちんと許可を受けた解剖は、江戸時代の中頃に行なわれた。一七五四年、当時の年号でいえば宝暦《ほうれき》四年、いまから約二百四十年前のことである。」（同前、84ページ）

その解剖を行ったのは山脇東洋《やまわきとうよう》といい、その記録は『蔵志《ぞうし》』という本にまとめられた。文章だけでなく、解剖図も載っている。その解剖体は、なぜか首のところで切られていて、頭部のない体だ。なぜか。

解剖に使われたのが、斬首された死刑囚だったからだ。その姿を、そのまま描いている。『蔵志』というのは、そういう本で、そんな、日本で初めて行われた解剖の記録ともなっている。

しかし先にも書いたが、江戸時代の解剖で有名なのは、『解体新書』の翻訳だ。その作業に大変な苦心があったとはいえ、たかが翻訳である。それなのになぜか、実見とも言える解剖より、解剖書の翻訳の方が評価され有名になる。なにしろ、解体新書という言葉は、ニッポン解体新書とか、何々解体新書など、雑誌やテレビのキャッチフレーズでも、いまでも、解剖学と関係ないところでも使われる。

養老は、このような評価のされ方には釈然としないものがあった。そこを正したく、この『解剖学教室へようこそ』では、山脇東洋の解剖や、その記録である『蔵志』の意義が強調される。実地で解剖をすることよりも、知識が「輸入」されることが重視される、そういう日本の社会のあり方で良いのか、と。

ともあれ、そんなふうにして、日本の解剖学が始まった。

「東洋や玄白によって、その基礎が作られた日本の解剖学は、明治になって、西洋の学問が公式に取り入れられるようになると、医科大学の正式な授業の科目となる。そうして、現在に至るまで、続いているのである。」(同前、107ページ)

『蔵志』から『解体新書』へ、そして明治以降の近代、さらには現代へと解剖学の伝統は続き、解剖学で研究生活を送っていた養老が、『解剖学教室へようこそ』というような本を書く。

さらに、この『解剖学教室へようこそ』は、西洋の解剖学の歴史についても言及される。一五四三年に『人体の構造について』を書いたアンドレアス・ヴェサリウスは近代解剖の父といわれる。ヴェサリウスによって、科学としての解剖学の基礎が築かれた。しかし、それ以前にはレオナルド・ダ・ヴィンチのような人もいた。

「レオナルドは約四十人の解剖を行ない、そのなかには、妊娠中の女性や胎児、自称百歳という老人も含まれていた。レオナルドは、二百枚以上の解剖のスケッチを残した。レオナルドが死んだのは一五一九年、このときヴェサリウスは、まだ五歳だった」（同前、141ページ）

近代解剖学の父・ヴェサリウスの前にも、解剖学の歴史では、レオナルド・ダ・ヴィンチという先達がいた。

そして、それ以前にも、はるか古代ギリシアで解剖学は研究されていた。

「解剖は古くはギリシャにあった。しかし、ギリシャの文明を、ある意味で受け継いだローマでは、解剖は禁止された。だからガレノスは、解剖の本は書いたが、自分で人体の解剖はしなかったのである。その後ヨーロッパは中世に入り、その時代には、医学や解剖学のような具体的な学問は、あまり進歩しなくなってしまう。」（同前、142ページ）

ここで名前の出たガレノスとは、古代ローマ時代の医学者で、中世の時代を通じて絶対的な権威を誇っていた。

皆、ガレノスの説明に従うだけで、誰も新しい探究など行わず、長い年月が過ぎた。それが、ルネサンスの時代になって、ダ・ヴィンチ、ヴェサリウスが登場し、自分の目と手で解剖をし、近代の解剖学の扉を開いたのだ。

ではなぜ、解剖などということが行われたのか。それは病気を治すため、という「実用」が目的だった、と考えるかもしれない。しかし病気との関わりで解剖をする病理解剖学とは、こういうものだったと養老は書く。

「病気の原因を解剖からさぐる、そうした病理解剖が、盛んに行なわれるようになったのは、十九世紀からである。」（同前、160ページ）

つまり、そもそもは解剖と病気は、もっと言えば解剖と医学は、別のものだった。もちろん、ガレノスにしろ、ヴェサリウスにしろ、医学の分野の人で、解剖学が医学と関わりがあるのは、ずっとそうだったとも言える。しかし解剖学は、必ずしも医学とだけ関わる、医学の一分野というわけでもなかった。

養老は、書く。

「そう思えば、人体の解剖は、いちばんはじめは、必ずしも病気のことを知るためではなかった、ということが、理解できるであろう。ただ、人間のからだについて、直接になにかを知ろうとしただけだった。」（同前、160ページ）

つまり、人間の体とはどういうものか、もっと言えば「ヒトとはなにか」を探求することが、解剖のモチベーションであったのだ。

そんな解剖学の歴史があった。最後に、そのキーワードといえる人物、書物などを、また十二音の文でまとめてみよう。

蔵志　玄白　ヴェサリウス

そんな解剖学の歴史があった。

†人間と機械は、どこが違うのか

『解剖学教室へようこそ』では、他のテーマについての議論もされる。ここでは「機械」についての養老の文を読んでみることにしたい。

人間と機械は、どこが違うのか。

「人間のからだと、機械とは、どこが違うだろうか。人間は心を持っている。機械には、それがない。これが、一つの答。機械は、人間が作ったものである。自分で判断して動くわけではない。」（同前、198ページ）

SF小説に『アンドロイドは電気羊の夢を見るか？』というフィリップ・K・ディックの作品があり、後に『ブレードランナー』というタイトルで映画化された。アンドロイドは電気羊の夢を見るか？ つまり、機械は心を持つのか。

ここでも、そんな議論がされる。

養老は、ここで「機械には心がない」と書く。SF小説や映画はともかく、現実には心を持った機械というのは、まだ登場していない。だから、たしかに、いまのところ「機械には心がない」。

しかし、養老は違った見方・考え方もする。

「怒ったフリをするのは、ほんとうに怒っているのとは違う。そうだろうか。友だちが、君に対して怒っているとする。本当に怒っているのか、フリをしているのか。そのフリに、だまされることがあるはずである。機械だって、同じではないだろうか。」（同前、198ページ）

つまり、心とは必ずしも、その内面にあるものではない。その外面を見ているこちらの心が、そこに心を見ている、ということもありうる。心というものは、初めから相手の中などにはなくて、すべて自分の心の中にあるものなのかもしれない、と。

「からだの話をずっとしてきた。でも、人間には、心がある。からだはともかくとして、心はどうなるのだろう。心とからだの関係は、どうなのか。」（同前、208ページ）

ここで養老は、からだの話をずっとしてきた、と書く。それがまさに解剖学者の行いだ。そして、からだの話をずっとしてきて、からだについて考えてきて、そうしたら「こころとからだの関係は、どうなのか」と考え始める。

専門分野の枠とか、その分野の研究の方法論に束縛されなければ、それが自由な知性の展開というものだろう。からだを研究する解剖学は、とくに「最後の解剖学者」は、そのようにして、心に目を向ける。

「人は心とからだからできている。そう考えるのが、世界中どこへ行っても、わりあいに普通の考えかたである。

なぜ、そういう考えが、普通なのだろうか。

死ぬときに、からだは残るが、心は行方不明になる。いままで口をきいたり、喜んだり悲しんだり、動いたりしていた人が、まったくなにもしなくなる。でも、からだは、生きているとき、そのままの姿で残っているではないか。」（同前、208ページ）

ここで養老が書いているのは、「死体」というものだが、先にも書いた（引用した）が、このように心とか、生きているとか、そういうものがなくなっても、そこに残って存在しているものがある。それが死体だ。

心とは別に存在している体、そういう純粋な身体とでも言えるものを見せてくれるのが死体だ。そんな死体に眼差しを注いでいるのが、この章で書いてきた、解剖学教室の日常なのだ。

死体ばかりを毎日見ていたら、どうなるか。それは医学とか病気の治療のための一助として解剖学の研究をする、という側面もあるだろうが、それだけでなく、体とはなにか、心とはなにか、ヒトとはなにか、と考え始めるのが、ヒトの理性と知性と感性だろう。

そして、養老の思考は、さらに展開する。

「自分とはなにか、それを考えたことがあるだろうか。……自分のからだは、いつかある日、友だちのからだと同じになるか。決してならない。それなら、自分とは、むしろからだのことではないのか。」(同前、212ページ)

そして、こうも言う。

「ことばや感情、それは人間同士が、互いにわかりあえることである。でも、お互いのからだ、これは決して、重なることはない。」(同前、213ページ)

体がここにある、自分の存在が体だ、そんなことはわかりきったことだろう。しかし自分が体である、という感覚を、どれほどリアルに考えているだろうか。わかっているようで、ほとんど「忘れて」いないか。

「心は、からだがあって、初めて成り立つのである。そういうわけで、からだを知ることは、じつは人を知る基礎である。」（同前、215ページ）

『解剖学教室へようこそ』という本は、ある意味で『唯脳論』へのアンサーで、『唯脳論』の最後のところで書かれた、死体というものの重要性について、いわば『唯脳論』の解毒剤として書かれた本、ということができる。しかし、この本の最後の方では、その死体の話から展開して、心とは、という話題について語られる。養老孟司の思索の振り子は、また逆の方向に動いて、体から心へと眼差しが移っているのだ。

ヒトとはなにか？　養老孟司は、それを知るための基礎は「からだを知る」ことだと書いた。ヒトとはなにか、それは「からだ」なのだ、と。だから、解剖学教室へようこそ、という話になる。そしてまた、その視線は「心」へと移るが、それは次の本で展開されることになる。ともあれ、『解剖学教室へようこそ』は、解剖学教室にある死体に、その眼差しが向けられた。

ということで、最後にまた、短い文で、この本についてのまとめをしよう。

解剖は　ヒトを知る　ため

からだとこころ　それがヒト

死ぬときに　からだは残る

第四章 『考えるヒト』——一九九六年

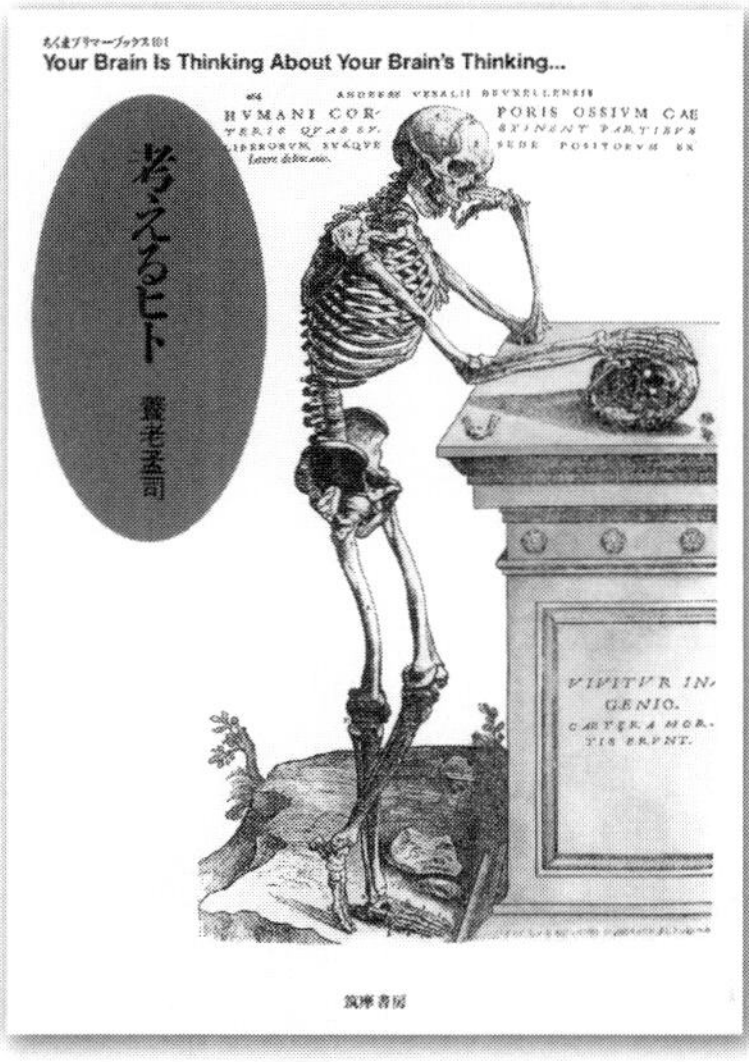

†「塀の上を歩け」とは

『解剖学教室へようこそ』と、いわばセットとして書かれたのが『考えるヒト』だ。この二冊、どちらもちくまプリマーブックスのシリーズとして書き下ろしで出版された。

ところで、ここまで取り上げた本で、養老孟司の思想の変遷を図式化すると、こういうことになる。

『形を読む』(＝からだ)→結末部分で「脳」に言及

←

『唯脳論』(＝脳)→結末部分で「死体(＝からだ)」に言及

←

『解剖学教室へようこそ』(＝死体・からだ)→結末部分で「心」に言及

このような流れを見ていくと、養老の思索というのは、二つの世界（脳とからだ）の両極を、振り子のように、あっちからこっちへ、こっちからあっちへ、と移り続けていることに気づく。これが養老孟司の論法の一つだという言い方もできよう。どこか、一つの場所に足を付けない。つねに動き続けている。

いや、それを自分は、「塀の上」の思考、というスタンスで捉えてみたい。養老先生がしばしば言っていたことに、「塀の上を歩け」というものがあった。

たとえば、社会の中で、体制側と反体制側、あるいはインサイダーとアウトサイダーというものがある。そのどちらに属してもダメで、その間にある塀の上を歩け、というのだ。塀の内側に落ちたら、体制側の人間になってしまう。外側に落ちたらアウトサイダーだ。そのどちらにも取り込まれないで、塀の上を歩き続ける。そういう芸当が、学問をするには大切だというのだ。

たしかに、右のように、養老先生の書物を図式化してみると、そういうスタンスを自身の著作でも貫いていることが窺える。こっちかと思えばあっちにいて、あっちかと思えばこっちにいる。変幻自在だ。

ところで、養老先生は、理系・文系とあって、文系の研究者のあり方を「トランポリンの上で跳《は》ねているようなものだ」と言った（＝批判した）ことがある。文系の研究というのは、言葉の遊びみたいなもので、どこにも、地に足を付けていない。トランポリンの上をポンポン跳ねているだけで、見ているだけで危なっかしい、と。

しかし養老の、あっちからこっちへ、それからまたこっちからあっちへ、という思考は、また同じくトランポリンの上を跳ねているように見えないだろうか。そんな心配もするが、しかし養老には、具体的に「地に足を付けている」土台がある。それが、解剖学が扱う「からだ」である。脳もまた、からだの一部だ。そういう「地に足が付いた」上で、あっちに行き、またこっちに来る、を繰り返している。

それはまさに「塀の上を歩け」という養老の、具体的な実戦の姿に他ならない。

†脳が脳をわかるか？

ともあれ、『解剖学教室へようこそ』に続く書き下ろしの本が、『考えるヒト』という本になる。解剖学教室つまり死体の次は、「考える」つまり脳の本になる。

脳については、すでに『唯脳論』を打ち立てた養老だが、解剖学教室で死体に目を向けさせた後は、改めて脳に帰ってみようというわけだ。

『考えるヒト』の冒頭部分には、こんな文章がある。

「この本では、脳が脳をわかるかどうか、それをやってみよう」(『考えるヒト』、4ページ)

単に「脳がわかるか」という話ではない。「脳が」脳をわかるか、ということをやってみよう、という。

同じヒトの体でも、脳だけは特別だ。脳は筋肉がわかるか、とか、脳は肝臓がわかるか、というのは、わかるものの対象の話だ。しかしそれが脳になると、それをわかるのも脳で、「脳は脳がわかるか」というややこしい話になる。

ともあれ、脳が脳をわかるか、それをやってみよう、というのが、この『考えるヒト』という本なので、そういう観点から、この本を読んでいくことにしよう。

「人間とは、要するにほとんど脳のはたらきなのである。」(同前、5ページ)

まずは、当たり前な、基本とも言える話が押さえられる。この本は、十代の若い人向けの本なので、これまで他の本で書かれてきたことも、あらためて書かれているのだ。

†「脳と心は違う」のか

考えるのも脳、お喋りをするのも脳、体を動かすのだって、そもそもは脳の運動野からの指令による。要するに、人間のほとんどの働きは、脳なのだ。

しかし必ずしも、それが万人の共通理解とはならない。そもそも日常を生きている中で、自分が行うあれこれが脳に由来していると考えなくても、なんの支障もなく日常を送ることができる。

だから、頭ごなしに「人間のやることのほとんどは脳だ」などとでも言われようものなら、「脳と心は違う」と言いたくなる人も現れるだろう。

「あなたが脳外科の医師であれば、脳のどこを、どのていど削ったら、なにが起こるか、それを知らなくては、どうにもならない。そういう仕事をしなくていい人が、呑気《のんき》に脳と心は違うと頑張る。」（同前、36ページ）

養老は、「脳と心は違う」というような考えを一蹴する。じっさいに脳の一部を削ってみればいい。そうすれば世界の見え方も、自分の行動も、別のものになってしまう。

やはり、人間のほとんどは「脳の働き」なのだ。

「この世の中には、ただ一つの原理でものごとを説明したいという「願望」が強い人がたくさんいる。キリスト教にせよ、イスラム教にせよ、突き詰めてみれば、唯一《ゆいいつ》絶対の神を信じる。ものごとの説明は、そこで一つになる。だからもしどうしても一つの説明が欲しいのであれば、宗教に向かっていただくしかない。何度も繰り返すが、科学に唯一絶対などはない。」（同前、60ページ）

このような主張は、脳というものに、まだ社会一般から目を向けられていない時代に書かれた『唯脳論』に、既に書かれていることだ。

しかし『考えるヒト』という本では、読者対象が十代の若い人がターゲットにされているという企画でもあるし、あえてこれまでの主張を繰り返している。いや、もう一度、「そのこと」を書くためには、そういう新しい装いの本であることをうまく活用して、養老は、自身の思考を、あらめて練り直しているのだ。

「この本は、同じちくまプリマーブックスの『解剖学教室へようこそ』の続編だが、基

本的には、〈唯脳論《ゆいのうろん》〉の解説に近いものである。」（同前、209ページ）

『考えるヒト』の「あとがき」で、養老はこの本の位置付けをそんなふうに語る。さらに、こうも書く。

「『唯脳論』（青土社）を書いてから、すでに十年経ってしまった。その間に、脳に対する世間の見方も、ずいぶん変わってきたような気がする。脳死問題は相変わらずだが、もはや脳について、ある種の偏見を気にしなくてよくなってきた。」（同前、210ページ）

ともあれ、『唯脳論』を書いて一〇年が経った。脳を語る土壌は、かなり耕された。そこで、ここらで「若い人に語る」と装って、改めて、養老の中でさらに血肉化した、「脳」について書いてみようというのが、この本なのだ。

ともあれ、脳は、いつまでも謎に満ちている。

「脳と心がつながらない。それはある意味では当然のことである。脳は百三十億の神経細胞が含まれた、大きな器官だからである。その複雑さはじつは恐るべきものであって、単純にことばで百三十億の細胞などと一言で表現して済むようなものではない。これがどれだけ面倒で複雑な存在かは、われわれ人間が、脳などかけらも持たない大腸菌一つすら、人工的に作ることができないことを考えてもわかるであろう。」（同前、46ページ）

一時、シンギュラリティという考えがもてはやされた。とくに人工知能などの分野で、その技術が進展して、やがて人間を超えた知能が、人工的な技術のもとに生まれる。つまり、機械などの人工物が「人間を超える日が来る」というのがシンギュラリティの主張だ。養老は、そんな薔薇《ばら》色の未来を夢見る人に対して、人間はいまだ「脳などかけらもない大腸菌」すら作れない、と言う。それなのに一三〇億の神経細胞が集まったヒトの脳を、人工的に超えるようなものなど、作れるのか？　という。

たしかにその通りで、シンギュラリティなどと騒ぐ前に、まずは大腸菌を作れ！　ということではないのだろうか。

そもそも、人間の特定の能力を超える、ということで言えば、たとえば自転車の発明だって、歩行・移動の能力において「人間を超える」いわばシンギュラリティだった。それをシンギュラリティと言っていいなら、これまでの歴史の中で、シンギュラリティなどというものは、何百回も起こった。自転車は運動などの身体能力を超えたもので、それは脳のシンギュラリティとは違うというなら、たとえば「文字の発明」というものだって、人間の「記憶」の能力を超えることを可能にした、新しいテクノロジーの登場によるシンギュラリティだったのではないか。しかしヒトは、いまだ脳を超えてはいない。

では、脳を超えるというのは、どういうことなのか。その中で、困難な壁は、どこにあるのか。養老は書く。

「論理的な作業は高級なものではない。機械でもできることなのである。そういう見方をすれば、客観的でないといわれた「主観」のほうが、解明するのがむずかしい現象になってきた」(同前、40ページ)

脳の「高等な」能力というのは、えてして、論理的な作業、と考えてしまいがちだ。客観的なものに比べて、主観的なことというのは「適当で」、脳の計算能力としては低いものだ、と。しかし養老は、そんなものは「機械でもできる」という。計算をする電卓などがそうで、すでに人間の能力を超えたシンギュラリティを実現している。

人工知能がヒトを超えた、という話などでも、チェスの世界チャンピオンにコンピュータが勝ったとか、将棋で名人に挑戦したら、という「ある決められたルール」の中で展開することが多い。ものごとの論理が決まっていて、勝ち負けもどうしたら、そういう結果になるか（得点が多い方が勝ち、「王」を取ったら勝ち、など）わかっているジャンルでは、コンピュータが強い。

その中で、解明するのが難しいのは、主観の方だ、という。

ともあれ、脳は脳をわかるか、考えていこう。

ヒトの脳　脳でわかるか？

論理より　難問　主観

†入力から出力へ

脳の情報処理のプロセスには、外界から知覚器官を経ての「入力」、そして脳の中での情報処理、そして「出力」となる。

入力 ↓ 脳 ↓ 出力

というプロセスだ。

「五感からの入力があり、それが脳のなかで処理されて、筋肉からの出力が生じる。こういう大ざっぱな見方で、情報系としての脳をとりあえず捉えることができる。」（同前、80ページ）

養老も、そう書く。基本的な、（人によっては）わかり切った話かもしれないが、ここで言及しておく意味はあるだろう。

入力には、視覚・聴覚・触覚などの感覚器官からの、外界についての情報が脳に入力される。そして出力は「筋肉」によってされる。

「われわれヒトの脳は、さまざまな五感というたがいにきわめて異質な入力と、筋収縮という出力を、共通の処理装置のなかに収める」（同前、165ページ）

それが脳というものの働きであり、脳というものの位置づけでもある。

以下では、話の順序としても、そのプロセスの順に合わせて、入力の方から考えていこう。これまで書いてきたことと重複する内容もあるが、『考えるヒト』という本自体が、「若い人向けに易しい内容で」というやり方で、しかし養老の新しい見解も含めた、これまでの集大成とでもいうものなので、ここでも同じように、このタイミングで改めて脳について整理してみることにする。

†脳への情報入力

ヒトの脳への情報入力で、二大知覚とでも言えるものは、視覚と聴覚だ。そういう別々の情報が、一つのものへと「交換される」のが、ヒトの脳というものの大きな機能の一つだ。

「きわめて異質である視聴覚を結合できる規則は、ある程度ではあるが、異なった脳のあいだを、うまくつなぐことができる」(同前、165ページ)

なぜ、光という物理的な視覚情報と、音という全く異なった物理的な聴覚情報を「つなぐ」ことができるのか。そもそも大脳の脳細胞は、視覚野にあるものも、聴覚野にあるものも、解剖して顕微鏡で見れば、同じ形態と構造をしている。

脳の神経細胞をニューロンという。ニューロンは、真ん中に核が存在する細胞体があって、そこから枝や根のようなものが、たくさん伸びている。「樹状突起《じゅじょうとっき》」という、短い、たくさんある枝か根のような形のものに、電気的・化学的に「入力」がされる。また「軸索《じくさく》」という長く伸びた突起は「出力」をする。

ニューロンというのは、何かに似ていないだろうか。

そうなのだ。入力があって、出力がある、それはニューロンの集合体である脳の構造そのものと同じなのだ。大宇宙の中に、同じ構造の小宇宙がたくさん収まっているように、脳の中にニューロンという「似た構造」の細胞がある。

ともあれニューロンは、視覚の情報処理を扱うところのものも、聴覚の情報処理を扱うところのものも、さらには視覚情報や聴覚情報が伝えられる「連合野」という部位にあるものも、どれも同じ構造のニューロンなのだ。だから、視覚情報も、聴覚情報も、同じものとして交換が可能になる。

そして養老は、言語を例に、文字である「視覚言語」と、声である「聴覚言語」について、こんなふうに書く。

「現代の言語のきわめて興味深い点は、この聴覚言語と視覚言語が完全に共通だということである。」（同前、154ページ）

視覚言語と聴覚言語は、ヒトの脳では交換可能だ。それは脳のニューロンや、それらが結びついて出来あがる構造が同じなので、どちらの言語も「脳の信号」というものに置き換えられる。だから、それは交換可能になる。

しかし、それは逆の言い方もできる。視覚と聴覚が、脳の中では交換できる。そこで「それ」が具体化し、言語という形を得たのではないか、と。

「ある脳について、視覚と聴覚の共通の情報処理規則が言語ではないか」（同前、154ページ）

そして、このように視覚と聴覚が交換でき、それが「言語」というものになって、ヒトの思考や生活の中で使われる。これは、まさに全ての動物の中で、ヒトだけにできることなのだ。

養老は、チンパンジーについては、こう書く。

「かれらは自分の脳のなかで、異質の感覚どうしのあいだの連合を、われわれヒトに比較すれば、不十分にしか行うことができない。」（同前、168ページ）

この、脳の中での異なる情報の交換ができるようになった動物、それがヒトなのだ。ともあれ、視覚情報と聴覚情報の交換が可能ということで、言語ができた。あるいは、言語の原型とも言えるものができた。あとは、それを洗練して、より「言語」として磨き上げていくことだ。言語は、進化する。

「諸感覚に固有の特性は、言語の体系からは排除されていかなくてはならない。さもなければ、聴覚系の情報処理と、視覚系の情報処理は、「共通規則」として成立しないからである。だから言語の進化とは、じつは聴覚系、視覚系に特有の性質が、言語から「落ちていく」過程なのである。」（同前、169ページ）

†脳からの情報出力は「筋肉」のみ

さて、入力そして脳の中での言語処理、さらには言語以外の情報処理が行われて、次は「出力」である。その出力を行うのは、「筋肉」の働きのみだ、と養老は言う。

「われわれの出力系は、意識的には、すなわち随意的《ずいいてき》には、筋運動しかない。」（同前、88ページ）

筋肉というものには、二つのタイプがある。横紋筋《おうもんきん》と平滑筋《へいかつきん》だ。どちらも名前の通りで、その見た目が（とくに顕微鏡で見ると）、平滑筋は表面がツルツルしていて、横紋筋には縦横両方の筋《すじ》がある。

話は逸《そ》れるが、養老先生を含む解剖学教室の何人かで中華料理店に行ったことがある。メニューにハチノスというのがあって、漢字で蜂巣とも書いてある。そのメニューには写真も載っていて、穴だか窪《くぼ》みが密集している網目状の形をしている。我々は恥ずかしながらハチノス料理というのを食べたことがなくて、中華料理は、なんでも食材にするので、蜂蜜《はちみつ》が染みた蜂の巣を煮るか何かした料理なのだろうと興味を持って注文してみた。いやあれは何々の料理かもしれないと議論していると、皿に乗ったハチノス料理が運ばれてきた。

一口食べた養老先生が「平滑筋だ」と一言いうと、誰もが一瞬で納得して、黙って食べ始めた。

そもそも一般に、ハチノスと平滑筋という言葉では、どちらが知られているかといえば前者だと思うが、我々解剖学仲間では「平滑筋だ」と一言で、すべて納得して、もう議論の余地もなく、あとは黙って食べるだけとなった。解剖学教室のメンバーならではの、食事の光景だ。

平滑筋とは、ようするに内臓の肉である。ホルモンと言われる、腸や胃は代表的な平滑筋だが、血管も平滑筋である（ただし心臓だけは、別に心筋と呼ばれる）。ハチノスは、牛の胃（正確にいえば「第二胃」）のことで、解剖学者なら、一目みれば、まるで蜂の巣のような外観の塊《かたまり》でも、すぐに平滑筋とわかる。

この平滑筋に対して、横紋筋は骨についた筋肉で、いわゆる焼肉のロースとかヒレとかミスジなどは、この横紋筋である（食べ物の喩えばかりで恐縮だが）。

また横紋筋は「随意筋」と呼ばれ、平滑筋は「不随意筋」とも呼ばれる。随意というのは、文字の通りで、意識でコントロールできるものだ。他方、不随意筋は、意識して動かすことはできない。腕をあげてと言われれば（あるいは自分で考えれば）、腕の周囲の筋肉が縮んで腕が上がる。しかし腸を動かしてと言われても、どう動かせばいいのかわからない。まさに不随意の筋なのだ。

そして話を、脳からの「出力」に戻す。

「われわれは他人に自分の意識を伝えるために、筋運動しか出力系を持たない」（同前、90ページ）

ここでいう「筋運動」というのは、その横紋筋の方の話だ。だから、より正確にいえば、脳の出力系の筋肉というのは「横紋筋」のみを指す。まさに随意筋だ。つまり、脳からの出力系は、横紋筋のみである、ということになる。

ここまでの話を、養老の文の引用で、あらためて整理してみよう。

「知覚入力と、運動という出力のあいだに、大きな脳がはさまっているのが人間である。」（同前、95ページ）

「脳という入出力系では、意識的には、出力の種類が一つに限られている」(同前、91ページ)

筋肉を動かす、それが、ヒトが行うことのできる唯一の出力だ。

表現というのは、心でするように考えがちだが、全ての表現は、この筋肉の動きによって行われる。文字を書く、つまり手を動かすのは、筋肉の力による。顔の表情も、筋肉でされる。顔の皮膚の下に、表情筋という薄い筋肉がついていて、それが皮膚を動かして、笑ったり、驚いたり、怒ったりという顔になるのだ。声を出すのも、筋肉の力による。呼吸が、筋肉によってされるからだ。

呼吸というのは、肺が膨らんだり、縮んだりするもので、筋肉は関係ない。だから声を出すのは、筋肉とは無関係ではないか。そう思われる人もいるかもしれない。しかし肺の動きは、随意筋によってされる。声を出すのも、筋肉の力による。どういうことか。呼吸の状態を考えていただきたい。例えば「呼吸を止めてください」と言われれば、誰でも息を止められる。「大きく吸ってください」と言われれば(あるいは、自分でそう思えば)大きく吸える。しかし、心臓を止めてくださいとか、胃を動かしてくださいと言われても、そうはいかない。内臓の中で肺だけは、随意運動をできるのだ。これは、肋骨《ろっこつ》についている筋肉が、肋骨を上げたり下げたりすることで、胸の容量が大きくなったり小さくなったりし、それで空気が吸い込まれたり、吐き出されたりする。

どうして内臓の中で、肺だけがメカニズムが違うのか。肺だけが随意筋で動くのか。それは「進化」の歴史を考えてみればわかる。ヒトの体は、進化によって作られてきた。内臓というのは、たとえば魚にもある。つまり、水の中で暮らしていた段階の生き物の体で、内臓というものは、たいてい完成していた。しかし肺だけは違う。なぜなら水の中の生き物は、空気で呼吸しないから肺がない。つまり肺というのは、進化の歴史の中で、水中の生き物が上陸して、空気を呼吸することではじめて出来上がった。いわば、後から付け足された内臓だ。

だから肺だけは、作りが違う。内臓なのに、横紋筋の作用によって働くのだ。

ともかく、脳からの出力というか、すべての表現は筋肉によって行われる。

†世界像を構築する

しかし、ここでさらに考えないといけないことがある。

脳への情報の入力があって、それが脳で情報処理されて、その後に筋肉の動きへと出力される。それで終わりではない、ということだ。え？　出力の先に、まだ何かあるの、と思われる人もいるかもしれない。
まず、出力が済むとどうなるか。

「重要なことは、出力によって、通常外界が変化することである。」（同前、97ページ）

筋肉の動きは、何かを行うわけだから、それによって外界が変化する。そしてその変化した外界が、新しく知覚される。そうすればまたそこで脳の情報処理がされ、次の筋肉の動き（脳からの出力）が生じる。
つまり、そこには繰り返される「ループ」が生じる。

「脳という入出力系は、通常は入出力がただちにループを描いて戻る系でもある。」（同前、97ページ）

ヒトの脳というのは、異質の別のものを「結びつける」という働きがある。視覚と聴覚が結びついて言語というものが生まれた。そういう「結びつく」ということは、脳の働きのあちこちで起こっている。ここでは脳からの出力が、「外界が変化する」ことを起こし、それが入力されるというループがあるが、それはつまり「出力と入力が結びつく」ということだ。

そういう、いわば脳と、その作用によって変化した外界が結びついて、そのループが続いていく。その時、何が起こるか?

「ヒトの知覚入力が脳で究極的に処理されて生じる、もっとも重要なことはなにか。私はそれを世界像の構築だと考える。」(同前、103ページ)

そんなふうにして、脳は世界像を作る。ここで注意していただきたいのは、脳は世界を作る、と言っているのではない、ということだ。脳が作るのは、世界ではなくて「世界像」だ。ともあれ、入力↓情報処理↓出力、そしてまた入力↓情報処理↓出力というループの中で、世界像が作られていく。

そして、養老の論考は続く。その言葉を読み進めていこう。

「社会はじつは脳によって作り出された世界である。……こうした世界像のなかで、われわれはある特定の像を選んで、それに特権的な地位を与えている。それはおそらく無意識であって、意識はその選択をむしろ「当然」だと思っている。そういった特権的な世界像、それを現実と呼ぶことにする。」（同前、107ページ）

ここで、養老の口から（あるいは筆から、というかパソコンのキーボードから）、「現実」という言葉が出てきた。

ふつう、現実というと、私たちの外に実在するものと考える。しかし養老は、脳の入出力のループの中で作られた世界像を、現実と呼ぶ。つまり現実とは、脳の中にあるものだと。

さらに読み進めていこう。

「それが「現実」である理由は、それが出力に影響を与えたからである。

そうした世界像が誤っていた場合、それをわれわれは訂正することができる。自然科学の進歩は、ほとんどそうした現実の訂正である。あるいはなにか新しいものの、その現実への取り込みである。」（同前、108ページ）

ここで確認したい。「出力に影響を与えた」というのは、どういうことか。出力というのは、筋肉の動きのみである。つまり出力に影響を与える、というのは、筋肉の動きに影響を与える、ということだ。そういう影響を与えるものを、現実といい、それは脳の情報処理のループが作り出す世界像によってなのだ。まさに唯脳論的な考え方である。

そして、それを行っているのがヒトなのだ。そういうループや、世界像や「現実」のなかに生きているのが人というものなのだ。

「運動系が本来備えている、基本的な法則が……一つは合目的性で、もう一つが試行錯誤である。」（同前、132ページ）

この「目的」というのは、『唯脳論』でも論じられた。いや『形を読む』に、既に目的論はあった。そして、この脳のループの中にあるもう一つが、「試行錯誤」なのだという。まさに、出力されたものが外界に影響を及ぼし、それを新たに情報入力し、新しい出力がされる。そのループというのは、試行錯誤のプロセスそのものである。

ヒトは、そうやって生きていく。

「脳にも、生物の場合の「目的」と似たような問題が存在する……それが意識である。」

（同前、135ページ）

と、ここで、「意識」という言葉が出てきた。「目的」と似ているものがあって、それが「意識」だというのだ。

話を続けよう。いよいよ、『考えるヒト』の本題へと踏み込んでいく。

†意識について考える

養老の説明を読みながら、意識について考えていくことにしよう。

「意識はほぼ「ことば」なのである。返事をするということは、第一にこちらのことばが聞こえているということである。第二に、適切な返事があるということは、こちらの発言が了解されているということであり、それは意識がほぼ明瞭であることを意味する。それなら実用的には、意識とは、まずことばが使える状態だと見てよい」（同前、151ページ）

言葉とはどういうものか。

この引用には、言葉と意識についてのことが書かれている。そこで養老は、「意識とはことばが使える状態」だという。ここで、言葉と意識が結びついた。というか、同じものになった。

そこで、ある本のことについて書いてみたい。『神々の沈黙　意識の誕生と文明の興亡』（ジュリアン・ジェインズ著、柴田裕之訳、紀伊國屋書店、二〇〇五年）という本で、ヒトは、いつ、どのようにして「意識」を得たか、という仮説が書かれている。

意識は、ヒトの歴史の中で、いつ誕生したか。

それは三〇〇〇年前のことだという。意外に最近のことだ。つまり、数万年前にラスコー洞窟やショーヴェ洞窟に壁画を描いた先史時代の人たちは、まだ意識を持っていなかった、ということになる。

では三〇〇〇年前に何が起こったか。文字が発明されたのだ。ヒトは、文字を持つことで、意識を持つこともできるようになった。

養老の考えも、それと同じである。言葉とは意識であり、意識とは言葉であると、両者が結びつけられている。では、その「意識」とは、どういうものか。

養老の考えをさらに追ってみよう。

「意識という手帳は、そこに書かれていない予定を無視する。いかに無視しようと、しかし、来るべきものはかならず来る。意識はそれをできるだけ「意識しない」ために、意識でないもの、具体的には自然を徹底的に排除する。……日常の世界では、そういうもの（筆者注：生老病死や定年など）は「見ない」ことになる。こうして世界はますます「ああすれば、こうなる」ものであるように「見える」ようになる。その世界では、意識がすべてとなり、時間はすべて現在化する」（同前、146ページ）

養老は、意識の特徴は「自然」を排除するものだと考える。もちろん、意識によって不確定な未来や自然が排除され、そこに安定した理想的な世界が完成すればよい。しかし当たり前だが、こうも言える。

「「ああすれば、こうなる」型の思考が、現実には万全でない」（同前、142ページ）

われわれは現代の都市において、いかに脳化が進んでも、そこにはいろいろなひずみや問題が残されることは、また実際に起こっていることである。それは都市環境という、いわば人間の「外の世界」の話だけではない。ヒトの内部にも、どこまで脳化しても排除しきれない「自然」が残される。養老はそれを、意識に対するものとして「無意識」という。

「われわれが無意識を持たなければ別だが、もし無意識が真に存在するとすれば、世界が意識万能に近づけば近づくほど、無意識の反乱には、より適した世界となるはずである。したがって、すべての都市社会に出現してくるように見える、さまざまな病理的な兆候、犯罪の多発、麻薬の蔓延《まんえん》、性や暴力に関わる事件の続発は、無意識の反乱とも見ることができる。もしそうなら、それを促進しているのは、じつはある種の「危機管理」型の思想だということになる。危機管理とは、どこまでいっても意識を優先しようというものだからである。」（同前、142ページ）

そして、養老の思考の矛先は、「未来」というどこまで行っても残される、もう一つの自然へも、向けられる。

「日常的に使われる「ただいま現在」の意味とはなにか。それはすなわち「予定された未来」を指すのである。……それなら未来とはなにか。本来の未来とは、なにが起こるかわからない、「ああすれば、こうなる」で拘束されていない時間である。」（同前、1

43ページ）

そこで思い出されるのは、その頃に養老先生から言われた、ある言葉だ。前後の文脈は忘れたが、先生が言ったその言葉だけは、なぜだか今でも、はっきりと覚えている。

それは、こんな言葉だった。

……自分の将来に、進むことのできる二つの道があって、一方は「先が見える」、そしてもう一方は「先が見えない」。そのときは「先が見えない」方を選べ。

なぜわざわざ、先が見えない方を選ばなければいけないのか。そのほうが、可能性があるからだ。もちろん、プラス、マイナスどちらかが起こるか、その両方の可能性がある。しかし「生きる」とは、そもそもそういうことだ。生命は、そういう道を歩みながら、進化の歴史を綴ってきた。

†「無意識」とはどういうものか

さて、「意識」についての話から、昔の思い出を書いてしまったが、この意識に対する「無意識」ということについて、養老の文を読んでみよう。

「やがてそこで気づかれるはずの問題の一つは、無意識だと思われる。身体はほとんど無意識なのである。意識と都市は並行し、無意識と自然は並行する」(同前、204ページ)

養老は、これまで脳と身体という対峙の構図で、人工と自然という対比を同時に語ってもきた。脳が作り出す世界は人工で、そこには身体という自然が最後に残された、というふうに。

そしてここで「無意識」という言葉が出てきた。では、その無意識とは、養老の思考の図式の中で、どのようなところにあるものなのか。ここで養老は「身体はほとんど無意識」だという。いうまでもなく、脳は意識の世界だ。

これらを図式にしてみると、こうなる。

脳・意識・人工

⇄

身体・無意識・自然

身体、そして無意識。養老の眼差しは、そこに向いている。そこから、養老の思考は「型」ということに向かう。

型？

それがなぜ、身体とか無意識とか自然とか、そういう世界と重なるのか。こういうことだ。

「修行とは、身体の統御を完成することである。……型は身体表現であるから、無意識的表現を含んで成立する。無意識的表現は、意識的に真似するわけにいかない。ともあれそっくりそのまま、とりあえず真似してもらうしかない」（同前、206ページ）

そして、こう結論づける。

「型は、身体による普遍的表現だ」（同前、208ページ）

では、現在のわれわれの日常で、われわれの生活の中で、この身体の型というのは、どうなっているのだろう。

養老は、もう、それはない、という。

「明治以降の日本社会では、こうした身体表現すなわち型を、徹底的に潰してきた。……しかしそれに伴って、無意識も潰れた。型が喪失したのである。」（同前、207ページ）

身体の型が潰れ、無意識が潰れ、そして自然は消えた。それが、いまわれわれが生きている世界の、身体が置かれた状況だと、養老は考える。『考えるヒト』において、脳の問題を考えてきた養老は、再び、身体の問題に突き当たるのだ。

無意識について、ここで短くまとめておきたい。こうだ。

無意識は　さいごの自然

†「たまには人間の自然を考えなさい」

さて話は、再び、身体の問題に突き当たる。

「脳の話の最後は、身体の問題である。なぜなら、脳は根本的には身体の一部だからである。」（同前、201ページ）

忘れてしまいがちだが、脳は、単純に「身体」と対立するものではない。脳もまた、身体の一部なのだ。

解剖学教室で、「脳出し」の作業と言うのがある。解剖に使う死体の、頭皮と頭蓋骨を切って、蓋を開けるようにパカッと外し、そこから脳が剝き出しになる。その脳を、頭蓋骨から取り出す。脳だけ、別の日程で解剖をするのだ。

そんなふうに「脳出し」ができる脳は、モノであり、身体の一部でもある。

それにしても、なぜ、と思う。

「なぜ脳は身体という表現を統制するのだろうか。」（同前、204ページ）

そこで先の図式に、話が戻る。

「それは自然すなわち無意識と、人工すなわち意識の対立である。」（同前、204ページ）

ここでいう、自然すなわち無意識、というのが、たとえば、かつて古代ローマで言われた「メメント・モリ（死を想え）」というのと同じことである。養老は、死を想え、の「死」の代わりに、死体を想い、そして自然や「無意識」も想う。

「人は社会のなかで、お金を追い、名誉を求め、権力を得ようとする。それはそれで結構だ。しかし……たまには人間の自然を考えなさい。」（同前、206ページ）

養老は、解剖学教室での思索の果てに、「たまには人間の自然を考えなさい」、そんな言葉を残したのだ。

†口笛吹いて去る姿

話は、この本を書いた頃の養老先生の思い出話になる。

『考えるヒト』が出版される一年前、養老先生は、定年退職を待たずして、東大を（自主的に）辞めた。

その理由は、本当のところは、誰にもわからない。たとえば、こんなことがあった。養老先生が、会食か何かで文部大臣と会った。養老先生ほどのビッグネームなら、そういう機会もあるだろう。ところが、それを聞いた東大の医学部長が、そのことについて、養老先生に何かを話した。

養老先生は、その意味がわからず「学部長が、俺が大臣と会うことに、なんだか言ってくるんだよね」と言う。それを聞いた研究室の人が、「それは、学部長からしたら、一教授が、自分の頭越しに大臣に会って、あれこれ意見を述べたりするな、ということなんじゃないですか」と言った。

それを聞いた養老先生は黙っていて、その後、とくにこの話の展開はなかった。それだけの出来事だ。

大臣にとって、東大の一学部長より「養老孟司」の方が存在感があって、あれこれ話をするのは自然なことなのだろう。しかし養老先生は、大学の教員として収まっている、そこではそのヒエラルキーの中の人となる。

あと、当時、養老先生が、こんなことを話していたことがあった。

「布施くん、大学というものが、なぜこの世界にあるのか、それを考えないといけないよ」

それは僕に対するアドバイスであると同時に、養老先生が日頃、考えていたことなのだろう。

それとは別の日に、先生は、こんなことを言った。「大学の先生というポストを社会が用意しているのは、これは社会福祉なんだよ。大学の教授を辞めたら、たいていの人は食っていけないから、生活保護みたいなことで、社会がそういうポストを作ってくれた。しかも立派そうな箔《はく》まで付けて」

そんなことを話す養老先生は、大学で働いていて、あまり楽しそうではなかった。これが「脳化社会」の息苦しさなのか。

しかし一〇年近く、養老先生のもとで研究生活を送ってきて、ほんとうにハッピーな顔をした先生を見たことが、二度あった。研究室では「お役所」の仕事をこなさなければいけないことも多く、不愉快そうな顔をしていることが多々あったが、こんな幸せそうな先生の顔を見たことがない、ということがあった。

一度は「テレビ」でだった。NHKで放送した『養老孟司の昆虫記』という番組で、オーストラリアで昆虫採集をしている先生を撮ったドキュメンタリーものだったのだが、虫を探したり、採った虫を指につまんでいる先生の顔が何度もクローズアップされた。人生にこれほど至福の時間があるのか、と思えるような輝いた表情をしていた。大学の研究室で憂鬱《ゆううつ》そうにしている養老先生はいったいどこに行ったのだ？

もう一度は、東大を辞める、という決定をしたときだ。「辞める」というのは先生の口癖で、数年前からの「挨拶」のようになっていた台詞であった。しかし、それを本当に決めた。

自分も先生の「辞める」という〝挨拶〟に影響されて、その数カ月前に東大助手を辞めることにしていた。区切りがいいので年末の一二月三一日付けで、と決めていた。その期日が迫ったある日、先生はこちらに「本当に辞めるのか」と聞いてきた。そしてこちらに確認した数日後だったと思う。先生は「俺も辞める」とおっしゃった。それはいつもの〝挨拶〟ではなく、本当に辞めることを決めたのだった。

それを学部長に伝え、関係のある同僚たちに伝え、一通りの手続きが済んだ頃だった。大学の廊下で口笛を吹きながら歩いている人がいる。口笛は幸せそうな響きを、あたりに撒き散らして、どこか場違いのようですらあった。その口笛の主が養老先生だった。

その姿は、自分にとって少なからずショックだった。こんな明るい先生を「生で」見たのは初めてだった。

あの二度の笑顔が、人間にとって幸福とは何か、学者にとって幸せな生き方とは何か、ということを、身をもって教えてくれたのだった。

『唯脳論』には、「死体」という言葉が何度も出てくる。死体は、自分が養老先生から学んだキーワードの一つだが、その死体への思いは、昆虫採集を愛したり、自由を愛して大学を去る先生の姿と表裏一体のものである。

『唯脳論』や『解剖学教室へようこそ』でも書かれたが、「脳化」は「江戸」に始まった。その延長にあるのが日本のお役所で、国立大学の解剖学教室もその末端の一つだ。そこに「囚われて」学問をすることの息苦しさ。

いっぽう、解剖学教室が専門とする「解剖」も、同じく江戸に始まった。こちらは脳化の世界ではない。「自然」だ。そのねじれ的状況が、解剖学教室には、そのまま持ち込まれている。だから養老先生は、かたや『唯脳論』や『解剖学教室へようこそ』の著者となり、かたや死体＝自然を愛する。都市に残された最後の自然は、死体だ、ともいう。

脳化社会と自然が、一緒にされた解剖学教室という環境に身を置いているからこそ、両者のギャップに目がいく。

この頃の先生が書いた文章には、そういう「無理」が、あちこちに散見される。いうまでもなく養老先生は、大学のポストよりも「学者」であることを愛し、自然や死体の方を愛する。昆虫採集に幸せを感じ、官職を去るときに愉快そうに口笛を吹く。

それが『唯脳論』『解剖学教室へようこそ』の著者にとって、当然の帰結であったのだろう。

「自然」に帰った先生が、どんな展開をするのか。養老孟司は、これで「終わった」のではない。先生が大きな花を咲かせるのは、この後のことなのだ。

口笛　吹いて　去る姿

第五章

『バカの壁』——二〇〇三年

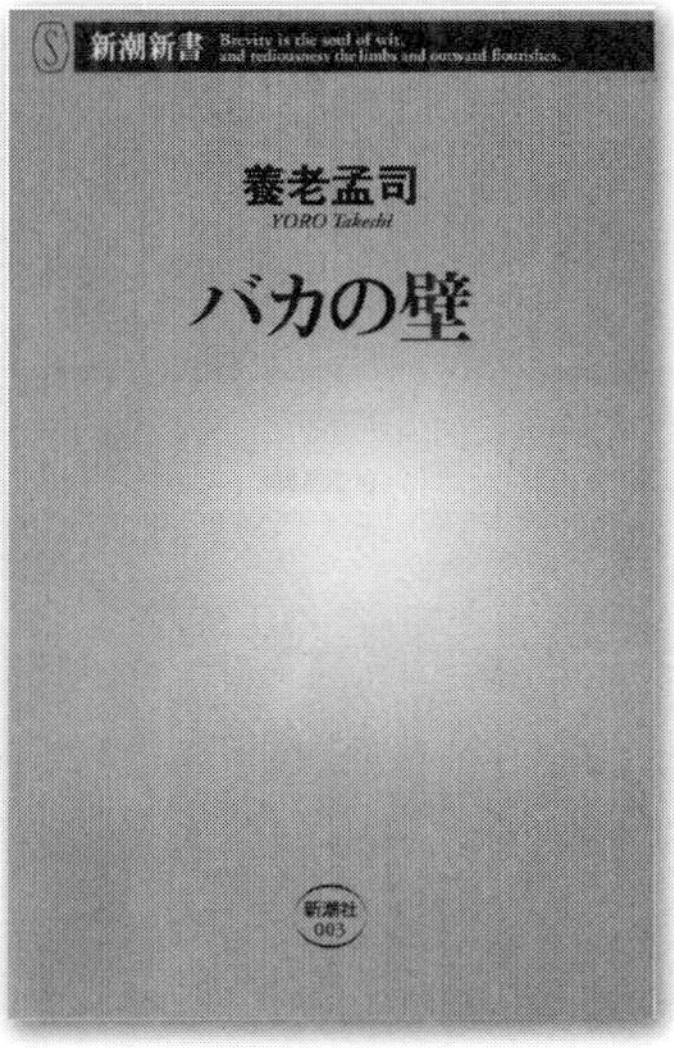

†本を書くことの「一種の実験」

『バカの壁』の冒頭のページに、いきなりこんなことが書かれる。

「いってみれば、この本は私にとって一種の実験なのです。」（『バカの壁』、3ページ）

いったい、どんな実験がされるというのか。

それは本の作り方、文章の書き方に関する実験なのだが、ともあれ、他の本とは作られ方が違う。

この『養老孟司入門』では、養老孟司の著作の中で「書き下ろし」で書かれた本を取り上げる、という方法を取っている。

それは、かつて養老先生が『形を読む』を書き上げたとき、先生が口にした「やっぱり、書き下ろしの本は良いな」という言葉が強く記憶に残っており、そんな視点で先生の書き下ろしと他の著作を読み比べてみることにしたのだ。書き下ろしの本には、ひとつの「小宇宙」ともいうべき、体系だった秩序と世界観でまとめあげられた思考がある。

しかし二冊だけ、つまり第二章の『唯脳論』と、この第五章で取り上げる『バカの壁』

だけは、別の重要さから選ぶことになった。つまりこの二冊は、書き下ろしではないが、特色ある主張があり、やはり養老孟司を論じるに当たって外せない、と考えたからだ。

とくに『バカの壁』は、養老の著作の中でも桁違いのベストセラーになった。なんといっても代表作だ。しかしそれだけでない。この本には、その作り方に一つの「実験」とも呼べるやり方があって、それもまた重要なことなのだ。

その実験とは、なにか？

養老は、この本を作るにあたって、文章を書かなかったのだ。政治家や実業家が、仕事の忙しさから、ライターに口述して本を作る、というやり方は、よくみられることだ。『バカの壁』も、簡単にいえば、そうやって作られた。それは養老が多忙だから（たしかに多忙ではあるが）とか、文章を書くのが面倒だから、という理由からだけではない。養老自身が「実験」と呼ぶように、ここには、本を書くということへの、養老なりの新しい試みともいえる姿勢があったのだ。

養老孟司は名文家だ。明快に、独自の思考を伝える文章力を持っている。だから、他人つまりライターに書いてもらうより、養老自身が文章を書いた方が、より養老らしい味が出る。しかし、そういう本は、ずいぶん書いてきた。書き下ろしの本はもちろんだし、雑誌に書いた短文を集めた本でも、養老のウイットに富んだ文章は、われわれを堪能させてくれた。だから、このあたりで、一つの「実験」をしようと、養老は考えた（あるいはそのような編集部の提案を受け入れた）。

その実験とは、長年の付き合いのある編集者に、文章をまとめてもらうことだった。その編集者はそれまで、写真週刊誌の編集に長く携わってきた。養老先生が、「彼の「視覚的に伝える」という写真週刊誌の手法を、自分の本でやってみたい」と話していたのを覚えている。写真週刊誌というのは、文章でなく写真で伝える、というビジュアルな言語の手法を磨き上げたものだ。しかしそれだけではない。膨大な発行部数で、多くの読者の心をすばやく摑む手法にも長けている。養老の「実験」とは、その技術に賭けてみよう、というものだった。

『バカの壁』の原稿ができた頃、鎌倉の養老先生のご自宅に遊びに行ったことがあった。ちょうど新潮社の編集部の人が二人、やって来ていて、新しい本のゲラを届けに打ち合わせをするという。そのゲラを横目で見ながら、タイトルのところに「バカの壁」とあるのを目にした。

養老先生は、一〇年以上前から「バカの壁」という言葉を口にしていた。研究室の机の上に、馬の骨と鹿の骨を並べて、「これが馬鹿の骨だ」と冗談を口にしたりもしていた。自分はそのとき、「あのバカの壁をタイトルにした本ができるのですね」と言っただけで、それ以上のことは言わなかった。思わなかった。見る人が見たら、そのゲラに「オーラ」を感じたかもしれない。しかし不覚にも、自分は、「また養老先生の新しい本が出るんだ」と思っただけだった。見る目がない。

それから本が発売になって一週間ほど経って、新潮社の編集者の人から、「『バカの壁』がとんでもない売れ方をしている。新潮社でも、これまでなかったことです！」とメールが来た。発売一週間で、そんな状態だった。読者も、その本の存在に何かを感じたのだろう。ベストセラーというのは、そんな感じで世に出ていくものなのかと知った。『バカの壁』は、それから四〇〇万部を超えて、日本の戦後を代表するミリオンセラーとなった。

そんなベストセラーとなっている渦中、とある用事で養老先生と会い、エレベーターの中で二人きりになったことがある。一瞬沈黙があったが、「先生、本が売れて、人生変わりましたか？」と聞いてみた。養老先生は「もう年寄りだし、何も変わらないよ」と言った。もちろん、何も変わらないはずがない。自分が目にし、耳にする範囲でも、養老先生への世間の眼差しは（輝くほどに）変わった。

しかし、エレベーターの中で口にした「何も変わらないよ」という言葉そのままに、そう言った養老先生は、少しも浮かれたところがなかった。それは謙遜してそう口にしたというより（そもそも、養老先生が自分に対して謙遜する必要もない）、本当にそう思っている雰囲気だった。何も変わらないよ、と。

ただ、エレベーターを出て、外を歩いているとき、ぼそっと、こんなことを口にした。

「子供の頃、母親に言われたんだ。お前は長生きすると、良いことがあるから、長生きするように、と」

そう言った養老先生は、やはり本が売れて嬉しかったんだと思った。本が売れたことは「良いことだった」と思っていたのだ。

†われわれは自分の脳に入ることしか理解できない

さて、『バカの壁』には、どんなことが書かれているか。冒頭近くに、こんな文がある。
「結局われわれは、自分の脳に入ることしか理解できない。つまり学問が最終的に突き当たる壁は、自分の脳だ。そういうつもりで述べた」（同前、4ページ）
これが『バカの壁』で書いたことの要約なのだろう。
「自分が知りたくないことについては自主的に情報を遮断してしまっている。ここに壁

が存在しています。これも一種の「バカの壁」です。」（同前、14ページ）

そうも書かれる。つまり、

「知りたくないことに耳をかさない人間に話が通じない」（同前、30ページ）

そういうことなのだ。われわれは日常で、そんな「バカの壁」にぶち当たる。それを言葉にしてくれたのが、この本だというわけだ。

「先生の『バカの壁』を読んで、ずいぶん気持ちが楽になった」と多くの読者から言われた、と養老先生から聞いたこともある。四〇〇万人以上の読者に届く本というのは、そういう、多くの人の心を救う力があるものなのだろう。

いっぽう、批判的な声も、養老先生の耳に届いたという。たとえば、「この本は当たり前のことしか書いてない」と。

しかしよく読むと、そんなことは、既に前もって、この本に書かれていることでもある。

「「常識」＝「コモンセンス」というのは、「物を知っている」つまり知識がある、とい

うことではなく、「当たり前」のことを指す。」（同前、15ページ）

あるいは、

「モンテーニュが語っていた常識とは、簡単にいえば「誰が考えてもそうでしょ」ということです。」（同前、22ページ）

という文などだ。

「当たり前のことしか書いてない」と言った人は、批判したつもりだったのだろうが、実際のところは本を斜め読みしたくらいで、よく読んでいないのだろう。「当たり前のことしか書いてない」は、批判になっていない。これはまさにそういう意図で書かれた本なのだから。

そのとき、養老先生と話したのは、「当たり前と、凡庸《ぼんよう》は、違う」ということだった。当たり前というのは、もっとも大切なことであり、それは生きることの大切な本質だ。それと、凡庸（というレベルが低いもの）は、別のものだ。『バカの壁』は、当たり前、ということの大切さを伝えようとした本なのだ。

他人と違う意見を書くのではない。ひとと同じ意見を書く。そういう当たり前のこと以上に大切なことがあるだろうか。

しかし「当たり前のことしか書いてない」と、読めばわかることを批判のように言うだけならともかく、こんな悪口を言った人もいたという。

「『バカの壁』には、当たり前のことしか書いてない。あんな本は、自分にも書ける」と。これには、養老先生もカチンときたらしく、「そうですか。ではあなたも本を書いて、一〇〇万部売って下さい」と言っておいたという。書けそうで、誰にも書けない（作れない）、それが『バカの壁』という本の正体で、たぶん、その秘密の一つが、冒頭に引用した「実験」ということの成果なのだろう。

それにしても、自分も一生に一度でいいから、人から「そんな本は誰にでも書ける」と悪口言われて、「そうですか、ではあなたも書いて、一〇〇万部売ってください」と言ってみたいものだ。しかし、そんな機会は生涯、訪れそうにない。

凡庸でない　あたりまえ

まあ、そういうことだ。

†「共通了解」と「強制了解」

さて、『バカの壁』に書かれているいくつかのことを、さらに読んでいくことにしよう。

たとえば、共通了解と強制了解ということが語られる。

共通了解、そして強制了解とはなにか。

「基本的に言語は「共通了解」、つまり世間の誰もがわかるための共通の手段です。この言語のなかから、さらにもっとも共通な了解事項を抜き出してくると「論理」になったり、「論理哲学」になったり、さらに「数学」となったりします。」（同前、41ページ）

ここで前者を「共通了解」、後者を「強制了解」（＝とにかく結論を認めざるを得ない、もの）という。

引用を、もう一度、繰り返してみる。まず、共通了解とは、こういうものだ。

「基本的に言語は「共通了解」、つまり世間の誰もがわかるための共通の手段です。」

われわれ人間は、相手が何を考えているか、わかる。もちろん、人の心なんて、他人はわからないということはあるが、ここではそういうややこしい話ではなくて、その人が喜んでいるか、怒っているか、その人を目の前にすればわかる、という程度の話だ。テレビを見て笑っている姿を見れば、それはテレビを楽しんでいる。「そこの鉛筆を取ってください」と言われれば、ああ、鉛筆を取ればいいのだな、とわかる。そういう他人と共有できる理解を「共通了解」という。

では強制了解というのは、どういうことか。こちらは、すぐにわかる、誰でもわかるというものではなく、強制的に努力とかをしないとわからないものだ。

ふたたび、先の引用を繰り返してみよう。

「この言語のなかから、さらにもっとも共通な了解事項を抜き出してくると「論理」になったり、「論理哲学」になったり、さらに「数学」となったりします。」

つまり、強制了解というのは、ここであげられている「数学」などを例にすると良い。微分・積分がわかるか、といえば誰にでもわかるものではない。数学のテストで満点をとる人もいれば、0点になってしまう人もいる。しかし0点だった人も、努力をすれば、勉強を頑張れば、次には、満点になるかもしれない。努力さえすれば、別の言い方では「強制」すれば、数学は誰でもわかる（＝了解できる）可能性がある。これが強制了解だ。

ヒトには、こういう共通了解・強制了解という能力がある。

この「了解」ということについて、養老はさらにこんなふうに書く。ここでは、共通了解についてだ。

「人間の脳というのは、こういう順序、つまり出来るだけ多くの人に共通の了解事項を広げていく方向性をもって、いわゆる進歩を続けてきました。マスメディアの発達というのは、まさに「共通了解」の広がりそのものということになります。」（同前、42ページ）

情報を共有する。共通の世界を共有する。そういう共通了解を、ヒトの社会は広める傾向があり、それが形になったのがマスメディアである、と養老は考える。

†個性が大切だというのは話がおかしい

しかし、この共通了解に、待ったをかけるというか、アンチの動きがある。

それが、個性とか、独創性と言われるものだ。

「このところとみに、「個性」とか「自己」とか「独創性」とかを重宝する物言いが増えてきた。文部科学省も、ことあるごとに「個性」的な教育とか、「子供の個性を尊重する」とか、「独創性豊かな子供を作る」とか言っています。

しかし、これは前述した「共通了解」を追求することが文明の自然な流れだとすれば、おかしな話です。明らかに矛盾していると言ってよい。多くの人にとって共通の了解事項を広げていく。これによって文明が発展してきたはずなのに、ところがもう片方では急に「個性」が大切だとか何とか言ってくるのは話がおかしい。」（同前、43ページ）

もちろん、養老はヒトの個性とか、個性的な生き方とか、そういうものを否定しているのではない。個性的であることを「主張する」そういう動きが、おかしいと言っているのだ。

「本来、意識というのは共通性を徹底的に追求するものなのです。その共通性を徹底的に確保するために、言語の論理と文化、伝統がある。

人間の脳の特に意識的な部分というのは、個人間の差異を無視して、同じにしよう、同じにしようとする性質を持っている。だから、言語から抽出された論理は、圧倒的な説得性を持つ。論理に反するということはできない。」（同前、48ページ）

たとえば、『バカの壁』というのは、とても個性的な本だ。養老孟司以外の人には、こんな本は書けない（本を作る作業には編集者の人も絡んでいるが、その基本にあるのは、やはり養老孟司の個性であり、個人的な能力だ）。

しかし、それは養老孟司の個性なのかといえば、それはこの本が四〇〇万人に読まれた、共感されたということからして（もちろん、一部の読者には、読んで異論を持った人もいるだろうが、ここでは、とりあえず、本の内容が受け入れられたとする）、『バカの壁』は、多くの人に「了解」された。

養老は、『バカの壁』のなかで、共通了解・強制了解つまり「了解」ということに触れたが、その了解が、この本自体としても実現したのだ。大切なのは、個性ではなく、了解だ。

もちろん、繰り返すが、養老は「個性」を否定しているのではない。個性なんて、ヒトには初めからあると考えているのだ。

「「個性」なんていうのは初めから与えられているものであって、それ以上のものでもなければ、それ以下のものでもない。……要するに身体が個性的なのです。」（同前、49ページ）

そして、そういう個性の上に立って、共通の「了解」を広める。それがヒトというものだというのだ。

養老孟司という人物像は、もしかして世の中を斜めに、批判的にみて、そこから外れようとする人だと、思われているかもしれない。しかし『バカの壁』を読むと、そこにはそういうシニカルな態度はなく、素直に、人との「了解」を肯定しようとしている。そういう人格が、そういう雰囲気を放つこの本だからこそ、『バカの壁』は、人々の共通了解（あるいは強制了解）となったのだろう。

「わかる」から　わかって　もらえた

『バカの壁』という本は、人の心と心の間に壁を作ったのではない。壁がある、と言いながら、その壁があることを皆の「了解」事項とし、その壁を超えているのだ。

養老は「わかる」ということを説いた。そうしたら、わかってもらえたのだ。本が売れたのだ。

†「知る」と「死ぬ」

さらに、『バカの壁』に書かれていることを読んでいこう。次は「知る」と「死ぬ」ということについてだ。

「学生たちを教えているとしみじみ思うのが、彼らは勉強しないという以上に、勉強するという行為の意味を殆ど考えたことがないのではないか、ということです。……勉強するということは、少なくとも知ることとパラレルになっている。知ることとイコール勉強することではないが、非常に密接に関係がある……その後、自分で一年考えて出てきた結論は、「知るということは根本的にはガンの告知だ」ということでした。学生には、「君たちだってガンになることがある。ガンになって、治療法がなくて、あと半年の命だよと言われることがある。そうしたら、あそこで咲いている桜が違って見えるだろう」と話してみます。……桜が変わったのか。そうではない。それは自分が変わったということに過ぎない。知るというのはそういうことなのです。」(同前、59ページ)

養老は、そんなことを書く（あるいは、編集者に語る）。「しる」と「しぬ」というのは、日本語では、たまたまかもしれないが、その音が似ている。そして養老は、そういう発音だけでなく、この二つの言葉に、本質的に通じるものを見出す。

知ることで人間は変わり、それはある意味で人間が死ぬ（＝再生する）ことである。逆に、死を前にしたとき、人は大切な何かを本当に知ることができる。「知る」と「死ぬ」は、じつは通じているのだ、と。

これは「知る」ということの本質的な意味を、生き生きととらえた、いわば養老による発見である。「知る」ということの新しい意味が提示されたのだ。

ともかく、そうなのだ。

「知るということは、自分がガラッと変わることです。したがって、世界がまったく変わってしまう。見え方が変わってしまう。それが昨日までと殆ど同じ世界でも。」（同前、60ページ）

「知る」ということは、単に知識が増えるとかいうことではなくて、ある意味で恐ろしいことなのだ。世界が変わってしまうのだから。

ここで引用している話は、『バカの壁』の第四章「万物流転、情報不変」という章で書かれている。そこでは、『方丈記』の冒頭、「ゆく河の流れは絶えずして、しかももとの水にあらず」を引用したり、『平家物語』の「諸行無常の響きあり」や、古代ギリシアのヘラクレイトスがいう「万物は流転する」に言及したりしながら、世界のあらゆるものは変わっていく、と書く。

その中で「情報」ということにも言及する。

†「情報は変わらない」とは

情報というのは、新しい情報が次々やってくるもので、常に変わる、万物流転の典型と考えてしまいかねない。しかし養老は、それとは全く逆の、反対のものと捉える。「情報は変わらない」というのだ。

たとえば、ヘラクレイトスの言った「万物は流転する」という言葉は、言葉であるから情報だ。ヘラクレイトスは、全てのものは流転すると言ったが、その実、「万物は流転する」という言葉自体は、いまも変わらずそのまま残っている。ギリシア語で「一言一句変わらぬまま」で、残っているのだ。
だから、情報というのは「変わらない」ものだと、養老は考える。万物流転の世の中で、それを情報にすることで、逆に、不変のものに転換できるのだ。
だが、「情報」についての話はともかく、この世の中が変わり続けることは変わらない。「情報は、新しく、変わっていく」という誤解とは逆に、つい世の中は変わらないものと、思ってしまいがちだ。しかし、違う。

「人間は変わらないという誤った大前提が置かれているという点、そしてそれにあまりに無自覚だ」（同前、68ページ）

養老は、そう言う。

「そもそも人間は常に変わりつづけているわけですが、何かを知って生まれ変わり続けている、そういう経験を何度もした人間にとっては、死ぬということは特別な意味を持つものではない。現に、過去の自分は死んでいるのだから。」（同前、62ページ）

そんなふうにして、「死ぬ」は「知る」になり、「知る」は「死ぬ」になる。

学問は、「知る」に関わるものだ。養老は、ここまでの話を「学問」とはどういうものかという観点から、このようにまとめる。


「学問というのは、生きているもの、万物流転するものをいかに情報という変わらないものに換えるかという作業です。それが本当の学問です。」（同前、164ページ）

†ピカソは、どのように天才か

さて、話が学問になった。では芸術とはどういうものか。

『バカの壁』には、ピカソの天才性についての言及がある。天才、つまり「バカ」の反対の（と思われる）ものだが、ピカソは、どのように天才なのか。

養老は書く。


「天才というのはひらたく言えば、A→Dというプロセスを省略してしまったり、あるいは一部の能力に欠けている人だ、ということができます。芸術の分野でいえば、ピカ

ソがよい例です。」（同前、１４２ページ）

天才というのは、能力が欠けた人だという。えっ？　天才というのは、他の人より、ある分野での能力が優れている、能力が多い人なのではないか。

しかし養老は、逆に、芸術における天才、つまりそれは「創造力」ということでもあるが、そういう能力は、「一部の能力が欠けている」ことによって起こるというのだ。

このことに養老が気づいたのは、養老が解剖学教室で、ある人の脳を解剖しているときだった。解剖に提供された死体から取り出した脳を見ていたら、異常ともいえる形をした脳に出会った。小脳がほとんどない、小脳が欠けている脳があったのだ。

小脳というのは、たとえば運動（つまり体の動き）の記憶を司る働きがある。たとえば、自転車に乗るということについて考えよう。われわれは、ふつう何も考えずに自転車に乗れる（もちろん、中には自転車に乗れない人もいるが、ここではふつうに自転車に乗れる人のことを考えてほしい）。もちろん、初めから自転車に乗れたわけではない。たとえば小学校に入学したときに、お祝いに親から自転車を買ってもらったとする。玄関横に子供用自転車が置いてあって、いきなりスイスイ乗れるわけではない。はじめはバランスを崩して倒れたり、親にアシストしてもらったりを繰り返して、いつの間にか乗れるようになる。

しかし、いったん乗れるようになれば、もうバランスや速度のことも考えずに、ほとんど無意識で乗れる。

この「自転車に乗れる」までのプロセスを、脳の働きで説明すると、はじめは自転車に乗ろうと試行錯誤する。こうすると倒れそうになり、こうすると上手くいく。そういうことを意識しながら練習するわけだが、それは「大脳」で、運動感覚とその他いろんな情報をフィードバックしながら（情報処理しながら）体得していく段階だ。そしてその情報処理の仕方が、やがて「小脳」に移される。繰り返しトレーニングすることで、その過程が小脳に移るのだ。もうそうなると意識しなくても（大脳が働かなくても）、無意識で運動できる。いちいち乗り方を考えなくても、自転車に乗れる。

これは自転車だけに限らない。テニスの素振りでも、パソコンのキーボード操作でも、いつの頃からか、無意識で体や手が動くようになる。それが小脳の働きなのだ。

養老は、解剖学教室で、脳を解剖していて、その小脳がほとんど欠けた脳に出会う。調べてみると、それは日本舞踊のお師匠さんで、独特の動きをすることで有名な人だったという。つまりその人は、小脳の機能がない（少ない）ゆえに、稽古を繰り返しても、無意識での踊りを体得できない。そこで脳の他の部位を使って、舞を踊る。そこに独特の踊りのスタイルが生まれたというのだ。

芸術における天才とは、誰もやっていないことを成し遂げる創造力とは、どうやら、そういう「能力の欠如」から生まれるらしい。養老は、そう考えた。

たしかに画家のゴッホなどのことを考えてみると、天才というのは、ある種の能力の欠如によって生まれる、ということも肯ける。

そして養老は、ピカソもそうだ、と考えた。

「おそらく彼は意識的に、絵を描く際に、ノーマルな空間配置の能力を消し去った」

（同前、144ページ）

ピカソの創造のプロセスについて、養老は、そう推察する。

「ピカソの場合は、普通の人間にはいじれない空間配置の能力を自在に脳の中で変えて、絵として表現することが出来た」（同前、145ページ）

ピカソの絵を見ていると、たしかに、そのようなものだと納得できる。天才とは、ある能力が他の人より過剰にあるのではなく、能力の欠如による。これは、われわれ凡人にとっても、創造性ということを磨くためのヒントになる。

トレーニングとは、脳を磨くというのは、もしかしたら、脳の一部を使わずに、何かを成し遂げるための努力を続ける、ということなのだ。脳の一部を使わなくても、それが自然にできるようになる。そういう境地に達したとき、人は創造力を得ることができるのかもしれない。

という、天才についての話である。

†利口とバカは少数派

ここでは『バカの壁』について書いているので、テーマは「バカ」である。となると、逆に、バカの反対の「利口」ということについても考えないといけない。ピカソなど天才も利口の一種であろうが、芸術の天才はやや異質な利口である。ふつうに、頭が良い、利口な人、ということを養老は、どう考えているのか。関連する文章を引用してみよう。


「人間、どこまで利口かということを考えて、利口な人に任せたらいい、と考える。

しかし、現実はそうではない。多数を占めているのは普通の人だから、普通の人がどの程度で丁度いいのかをしっかり見据えておかないと、間違ったほうへ行ってしまう。」

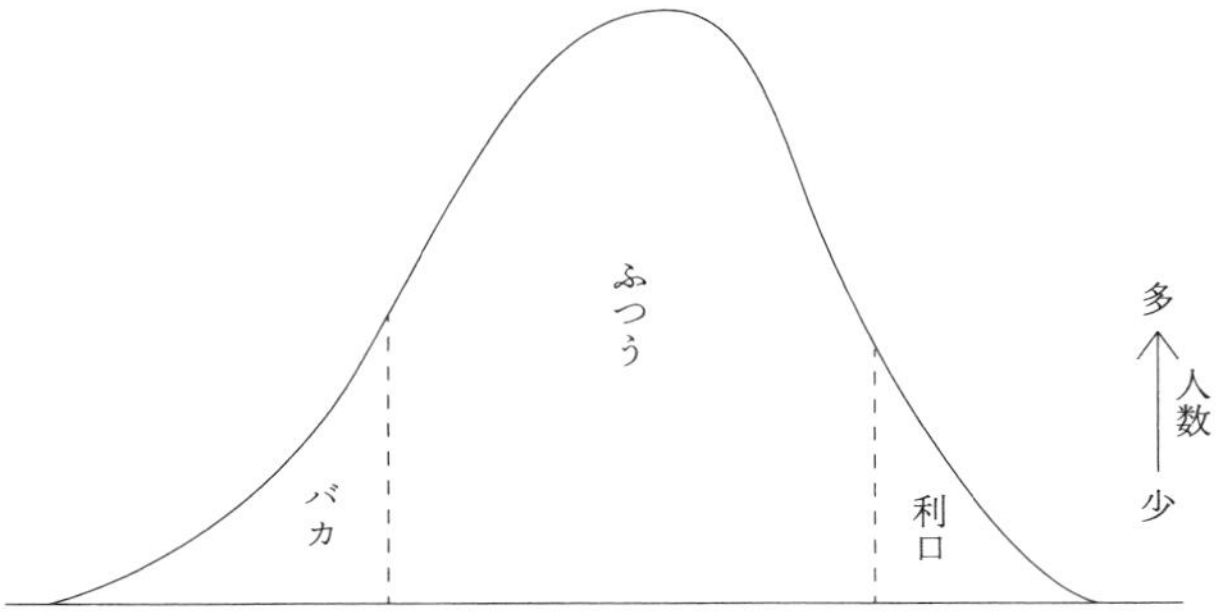

（同前、182ページ）

ここで言っているのは、世の中で多数を占めているのは、利口な人でもバカな人でもなく、ふつうの人だ。以前、養老先生が、こんな図を描いて説明してくれたことがあった。

横軸は、バカか利口か、その程度を表す。右にいけばいくほど、利口になる。ここでは利口とはなにか、そういう難しい議論はしない。受験勉強でいい点数を取れるのが利口とは限らないとか、バカと言われる人にも、他の人より優れた能力があることがある、とかそういう難しいことは含めない。ともかく、

バカ→ふつう→利口

という程度がある、と考えていただきたい。それがこの図の横軸だ。

そして縦軸は人数を表していて、つまり、いちばん多いのは「ふつうの人」で、利口とバカは少数派ということになる。多数派は、ふつうの人なのだ。先に引用した、『バカの壁』の文も、ようするにそういうことを言っている。

そこで、ここでは「バカ」つまりバカの壁ではなく、ふつうの人のことを考えてみる。ふつうの人は、どういう尺度で生きているか。どういう力で動いているか。

養老は、こう考える。

「全てのものの背景には欲がある」（同前、183ページ）

ふつうのヒトというのは、この「欲」で動いていると、まず考えるのが、人間理解への第一歩だということになる。では「欲」とは何か。養老は、それを、たとえば「お金」と考える。『唯脳論』の章でも書いたが、お金の話は脳の話となる。

†お金の話は、脳の話である

『バカの壁』というのは、それまでの養老孟司の全思考の集大成というタイプの本でもあるから、ここでもその議論が繰り返される。

養老は、書く。
「金の世界というのは、まさに脳の世界です。
ある意味で、金ぐらい脳に入る情報の性質を外に出して具体化したものはない。金のフローとは、脳内で神経細胞の刺激が流れているのと同じことです。それを「経済」と呼称しているに過ぎない。」（同前、187ページ）
そしてお金や経済をめぐる議論は、さらに続けられる。
「仮に兌換券《だかんけん》という考え方が正しいとすれば、最終的な兌換券の根拠となるのは何か。それはエネルギーになるのではないか。……都市生活、つまり経済というのは、エネルギーがない限り成り立たない。これは大前提です。すると、一エネルギー単位が実は一基本貨幣単位だというのは、実体経済のモデルとして考えられる」（同前、190ページ）
ここで養老は、お金というのは脳の中の世界だが、それに対応する「外の世界」もあるという。それが実体経済というものだが、ではその外の世界の実体とはどういうものか。

ここで「兌換券」という経済の用語が出てくる。つまり、お金というのは虚の世界だが（たとえば、現代の、ATMやネットバンクのアプリを使っての振込など、数字が動いているだけで、紙の紙幣や、硬貨すら存在しない）、その虚の世界に対応する、つまり兌換できるものとして、ふつうは「金《きん》」が考えられている。

しかし養老は、実体に即したものとしては、つまり現代の社会で代えがたい価値があるものは、金《きん》ではなく「エネルギー」ではないかと考える。

ともあれ、お金という脳の中の世界と、エネルギー（それは石油や、発電施設など、現実にモノとして存在するもの）などの実体の、二つがある。脳の中の世界と、実体の、二つだ。

これは二元論である。

これまでも、養老は二元論を語ってきたが、ここでも二元論が顔を出す。

「経済を「実」と「虚」に分ける考え方は、どこかこれまでに述べた「意識と無意識」「脳と身体」「都市と田舎」といった二元論に似ている」（同前、192ページ）

†「私の考えは、二元論に集約されます」

なぜ、養老の議論は、二元論へと回収されていくのか。当たり前のことだが、こういうことだ。

「私の考え方は、簡単に言えば二元論に集約されます。」（同前、193ページ）

養老孟司の考え方が、二元論だから、養老の書くこと・語ることは、二元論へと集約していく。

養老の考えは、二元論だ。それは、これまでの著作でもうかがい知れたが、ここで養老は、明確に「自分の考えは二元論」と宣言する。それは一元論の思想、一元論をベースに作られた社会へのアンチ、という宣言でもある。

養老孟司の議論のターゲットは、一元論に絞られていく。

「現代世界の三分の二が一元論者だということは、絶対に注意しなくてはいけない点です。イスラム教、ユダヤ教、キリスト教は、結局、一元論の宗教です。一元論の欠点というものを、世界は、この百五十年で、嫌というほどたたき込まれてきたはずです。だから、二十一世紀こそは、一元論の世界にはならないでほしいのです。」（同前、193ページ）

だからこそ、一元論にはならないでほしい。養老はそうまでも言う。

なぜ、そこまでして一元論を退けようとするのか。


「原理主義というのは典型的な一元論です。一元論的な世界というのは、経験的に、必ず破綻すると思います。原理主義が破綻するのと同じことです。

もっとも、短期的に見ると原理主義の方が強いことがある。……しかし、そうした一元論はやがて、長い時間をかけて崩壊する。」（同前、193ページ）

そういう一元論をターゲットにして書かれた・語られた本が、この『バカの壁』というものだ。

本というものを、薬の「処方箋」に喩えれば、養老は二一世紀の社会に対して、二元論の処方を施そうとしているのだ。

「バカの壁というのは、ある種、一元論に起因するという面があるわけです。バカにとっては、壁の内側だけが世界で、向こう側が見えない。向こう側が存在しているということすらわかっていなかったりする。

本書で度々、「人は変わる」ということを強調してきたのも、一元論を否定したいという意図からでした。」(同前、194ページ)

バカの壁は、それが「壁」であるだけに、なんとかしなければならないものだ。そして「バカの壁は一元論に起因する」という。もしバカの壁というものに直面して、それをなんとかしないといけないと思うことがあったなら、つまり『バカの壁』という本に共感したなら、二元論に目を向けなければいけない。

「今の一元論の根本には、「自分は変わらない」という根拠の無い思い込みがある。その前提に立たないと一元論には立てない。」(同前、194ページ)

そして、この「変わらない」という思い込み、その根っこにあるのは、「情報」などという脳が生み出した世界だ。しかし人は変わる。万物は変わる。変わらなければならない。その「変わる」ことのために、たとえば「知る」ということがある。「死ぬ」とつながる「知る」ということが。

「我が国には、単純な一元論は無かった。

ところが、近代になって、意識しないうちに一元論が主流になっている。大した根拠や、そこにつながる文化が無いにもかかわらず、です。」（同前、195ページ）

かつての日本には、一元論はなかった、という。ところが今は一元論の世界である。養老の言葉で言い換えれば、バカの壁で囲まれた世界ができてしまった。

「安易に「わかる」、「話せばわかる」、「絶対の真実がある」などと思ってしまう姿勢、そこから一元論に落ちていくのは、すぐです。一元論にはまれば、強固な壁の中に住むことになります。それは一見、楽なことです。しかし向こう側のこと、自分と違う立場のことは見えなくなる。当然、話は通じなくなるのです。」（同前、204ページ）

では、養老がいう二元論に向かう道筋とはどういうものか。

それは、この本でも散々書いてきた、「自然」を取り戻すことだ。それは「無意識」の世界に目を向けることであり、「死体」をみることだ。それは特別に難しいことでもない。それを「知る」ことだというのだ。

知ることで、バカの壁を超える。それがこの本のメッセージなのだ。


「我々は脳化社会に暮らしていますが、そういう自覚が出来ていない。いつの間にか、身体を忘れ、無意識を忘れ、共同体を意識しないままに崩壊させてしまっている。」(同前、121ページ)

『バカの壁』に書いてあることなんて、当たり前のことばかりで、そんな本、誰にでも書ける。そういう負け惜しみをいうのは勝手だが、この本で議論されていることは、誰にでも書けるような簡単なことではない。

書かれているのは当たり前のことだが、「当たり前」ほど、深く、重いものはない。『バカの壁』は、養老孟司の長い思索の果ての、一つの実験的表現であり、一つの到達点であった。

そして、養老孟司は、『バカの壁』に続いて、三部作ともいえる『死の壁』、『「自分」の壁』を、『バカの壁』の作り方と同じく、編集者(後藤裕二さんという)に聞き取りで文にしてもらう。

「自分で書いてもいいわけですが、同じ話でも、一度他人の頭を通すと、わかりやすくなることがあります。」(『「自分」の壁』、222ページ)

†「自分の壁」を超える

当たり前のことをさらっと書いているようだが、ここに養老の凄みがある。つまり、その本のタイトル通り、「「自分」の壁」を超えているのだ。

養老先生を横から見ていて、もしかしたら「いい加減」と思われかねないな、と思えることがある。たとえば、ある企画が持ち込まれたとする。それをとくに考えずに引き受ける。本のタイトルを誰か(編集部とか)が決める。それを丸呑みして、とくに意見は述べない。

あるとき、「養老先生は、どんな上司ですか?」と聞かれたことがある。改めて考えてみて、その頃に話題だったイチロー選手と仰木彬監督の関係における、仰木監督に似ているなと思った。イチロー選手のあるインタビューを見ていて「仰木監督は、どんな上司？」という質問に、イチロー選手が一瞬考えて「ノーサインの人です」と言っていた。つまり監督というのは、試合の状況に応じて、選手に指示を出すのだが、イチローには、一切、サインを送らない。たとえばノーアウト一塁の状況で、送りバントをしろとか、ライト方向にゴロを打てとか、ツーストライクになるまで待てとか、そういうことは一切指示しない。すべてイチローに任せ、ノーサインなのだという。

養老先生を仰木監督に喩えると、自分がイチロー選手に該当することになってしまい、説明の仕方がおかしくなるが、ともかく「上司」のあり方について言えば、養老先生も同じく「ノーサイン」の人なのだ。

自分（つまり布施）は、ああしなさい、こうしなさい、と言われると、逆にやる気をなくすひねくれた性格の人間で、しかし「なんでも自由にやればいい」と言われると俄然、やる気が出る。人によっては、自由にしていいと言われると怠けてしまうかもしれないし、指揮・アドバイスされないと何をしたらいいのかわからなくなるかもしれない。実際、東大の研究室でも、大学院生で「養老先生は指導というものをしない」と不満を述べている人もいた。優秀な東大生は、「こうしろ」と言われれば完璧にやり終えるが、自分で考えろ、自分で決めろ、と言われると途方に暮れるタイプも少なくない。

ともあれ、自分にとって、養老先生はノーサインの人で、そういう環境というのは、実はなかなか得られないのではないかとも思った。

誰でも、何かひとこと言いたくなる。そこを完全なノーサインの状態のままにするのは、かえって難しいことかもしれない。

ともあれ、養老先生はノーサインの人で、こういう言い方は変なのだが、じつは養老先生は、自分に対してもノーサインなのではないか、と編集者の人への対応などを見ていると思うことがある。

そして、そういうノーサインのあり方こそが、『バカの壁』が大成功した理由だったのではないか。『「自分」の壁』という本も、ご自身で書いてもいいのだが、他人の頭を通すとわかりやすい、というのも、単に嚙み砕いた話になるということではなく、そこに「自分」という壁を超える、自分という壁を消す、養老先生だけにできる芸当があったのかもしれないと考えたりもしたものだった。


「自分が何かを実現する場は外部にしか存在しない。より嚙み砕いていえば、人生の意味は自分だけで完結するものではなく、常に周囲の人、社会との関係から生まれる」

（『バカの壁』、109ページ）

という『バカの壁』のなかの言葉を読んでも、この「人生の意味は自分だけで完結するものではない」という言葉を吐く背後の生き様には、そういう「生きる技術」のようなものを感じる。

「他人のことがわからなくて、生きられるわけがない。社会というのは共通性の上に成り立っている。人がいろんなことをして、自分だけ違うことをして、通るわけがない。当たり前の話です。」（同前、70ページ）

「とすれば、日常生活において、意味を見出せる場はまさに共同体でしかない。」（同前、110ページ）

『バカの壁』の制作で、編集者に、そういう言葉を発した養老先生は、その言葉でこだわった「共同体」の中で、大きな成功をおさめたのだ。

二元論　閉じない　世界
ノーサイン　これぞ上司
自分を超える　バカの壁

第六章

『無思想の発見』——二〇〇五年

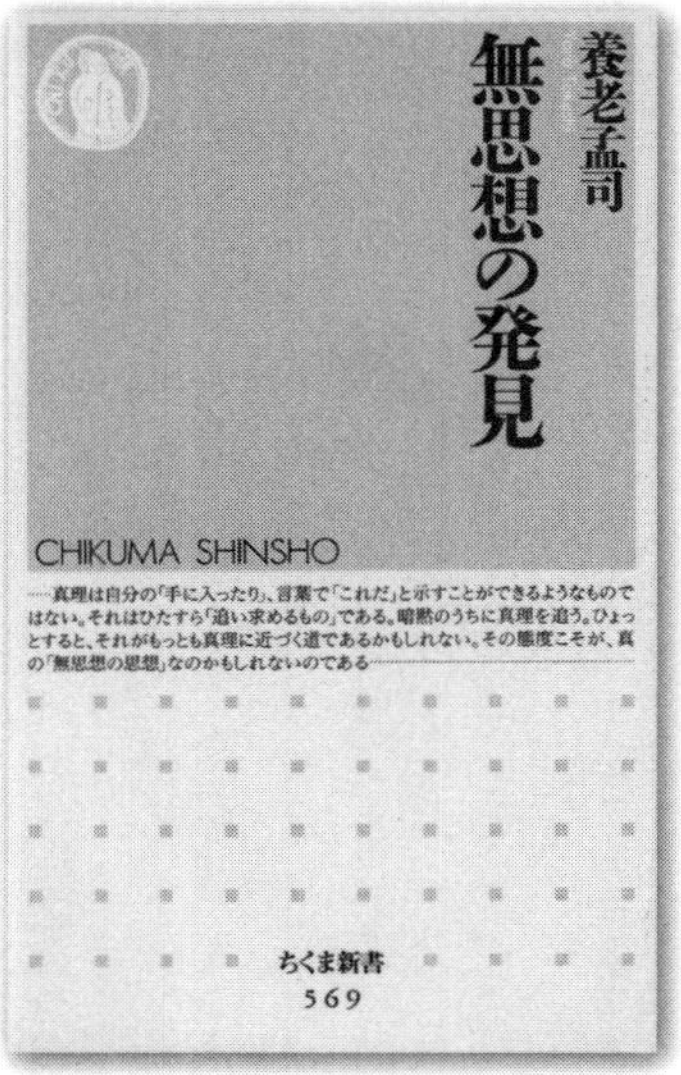
養老孟司
無思想の発見
CHIKUMA SHINSHO
……真理は自分の「手に入ったり」、言葉で「これだ」と示すことができるようなものではない。それはひたすら「追い求めるもの」である。暗黙のうちに真理を追う。ひょっとすると、それがもっとも真理に近づく道であるかもしれない。その態度こそが、真の「無思想の思想」なのかもしれないのである……
ちくま新書
569

†そもそも「自分」なんてものはない

『バカの壁』の二年後、養老は「無思想」という思想の新展開をする。

その主張は、タイトルにある「無思想」という言葉に集約されている。だから、養老がいう「無思想」というのが、どういうものなのかに焦点を当てながら読み解いていけば、この本の「発見」を、読者は知ることができる。

『無思想の発見』の前半で、養老は「私」とか「自分」ということについてあれこれ議論している。これは、いわば『バカの壁』のアンサーともいえるストーリー展開である。「自分」の壁ということについて、『バカの壁』でも盛んに語られた。この「自分」というものについて、養老は、こんなふうに書く。

「現代社会は、自分というものが「あって当然」の社会である。妙な話だが、日本の世間に自分なんてものが、はたしてあるのだろうか。自分があって当然と思うのは、自分のほうから見ているからで、世間から見たら、自分なんて、なにほどのものか。ちょっと広げて、世界から見たら、たぶん六十億分の一以下、ほとんど点である。」(『無思想の発見』、8ページ)

ここで養老は、そもそも「自分」なんてものはない、自分などというものは「ほとんど点」である、という。つまり、『バカの壁』の延長として、この本において、「自分」というテーマが深化し、その見解はより明快になっていく。壁を超えるどころの話ではない。自分、などというものは、ない、というのだ。

ちなみに、養老が『「自分」の壁』というタイトルの本を出したのは、二〇一四年、これからほぼ一〇年後のことになる。それに先立って、この書き下ろしの『無思想の発見』で、「自分」あるいは「私」ということについて思索し、またこれまでの本で書いてきた「養老孟司の理論」というものとの整合性を検討し、考え方を整理している。

「自分とは、日本の社会では、「世間的に作られる自分」である。……「作られた自分」だから、それはウソだ、「本当の自分」ではない。私はそんなことをいうつもりはない。「作られた」自分も、また自分である。むしろそれがいわゆる自分、「ふつうの自分」なのである。」(同前、46ページ)

ここで、先に書いた「自分」なんてものはない、という考えは、さらにいろいろな言葉に置き換えられていく。養老は、自分とは、「世間的に作られる自分」だという。自分なのに、自分で作るのではなく、世間あるいは他人が作ったものだというのだ。しかし、だからといって、そういう「自分」が、価値がないとか、存在感が軽い、というものでもない。養老は、こうも書く。

「「他人が見る自分」なんて、「本当の自分」じゃない。いまの若者なら、そう思うかもしれない。だからフリーターが増える。「自分に合った仕事を探そう」などと思うからである。それなら「あらかじめ自分がある」わけだが、残念ながら、世間的な自分は「作られるもの」なんだから、これでは手順が前後逆転している。「後から自分ができてくる」のである。」（同前、48ページ）

ここでは、読者層の想定として、若者などの世代を対象に、「自分」というものを議論・解説している。そんな本であるかのようにみえる。

しかし、その語りの眼差しの先にあるのは、じつは養老自身でもある。『バカの壁』の創作過程でみたように、養老が言った「実験」という本の作り方と照らし合わせてみよう。つまり、「そもそも「自分」なんてない」という養老の言葉は、じつは、養老自身の学問のスタンス、執筆のスタイル、養老自身の生き様を語っているのである。

これは読者へのアドバイスであると同時に、養老の自己分析、あるいは養老式の「生き方」を主張していることでもあるのだ。


「他人の目と自分の目を、自分について「合わせていくこと」、それが完全にできるようになれば、「心の欲するところに従って、矩を踰《こ》えず」となるであろう。それがつまり「自分を作る」こと」(同前、48ページ)

こういう言葉は、若者に対して、あるいは年齢関係なしに「読者」に語っているかと思えてしまうが、それと同時に、これは他ならぬ、養老自身がそのように「自分を作る」ことをしてきたのだ、と告白しているというふうに読んでみるのが良いのではないか。

じっさい、『バカの壁』のところで書いた通り、あの本は、そういう姿勢、そういうスタンスで作られ、それが多くの人に受け入れられるという成功をおさめ、それによって「養老孟司」という類まれな人物像が作られた。

「自分とは「創る」ものであって、「探す」ものではない。……それがわかったら、もう個性とか、本当の自分とか、自分に合った仕事とか、アホなことは考えないほうがいい。どんな作品になるか、わかりゃしないのだが、ともかくできそうな自分を「創ってみる」しかない。」（同前、54ページ）

そのようにして、養老は「自分」を作った。

あるいは、そのようにして、養老孟司は「自分」を更新させてきた。

†だれが「自分」を作るのか

『無思想の発見』の第二章のタイトルは、「だれが自分を創るのか」というものだ。

ここまでの話では、「自分」は作るものではなく、作られるものだ、ということだった。だとしたら次は、ではだれによって作られるのか、という話になる。

いったい、だれが「自分」を作るのか。他人が手を出してきて、それに従順であればいいということなのか。それとも、もっと違う「なにか」の力によって、自分は作られるのか。

ここで養老は、西洋と東洋の「自分」のあり方に言及をする。そこから、自分が作られることについて考察していこうというのだ。

「実存的主体としての自分なんか、ない。……しかし、その意味での「自分がある」という文化は、世界の人々の三分の二を占める。すでに述べたように、一神教の世界、最後の審判がある世界では、自分があることが古くからの前提だからである。それに対して仏教の世界では、無我ということになる。」（同前、45ページ）

ここでは、仏教の世界と、一神教の世界が対比される。仏教が広まった東洋と、キリスト教・イスラム教など、一神教が広まっている西洋・中東との対比である。仏教の世界に「無我」というものがある。文字の通りで、自分がない、という思想だ。それに対して、西洋や中東など、世界の三分の二を占める一神教の世界では「自分があることが古くからの前提」だと、養老は書く。

養老は、ここまで書いてきたように、自分なんかない、という立場をとる。それは、西洋文明の中では、いわば少数派だろうが、その西洋の歴史の中で発した自然科学の研究者の中にも、自分について従来の西洋的な考えではない科学者が増えてきたという。

「あれだけ「個を主張する」アメリカ人でも、神経科学者のなかには、「自我なんてない」と考える人が増えてきている。その根拠は、脳機能が意識に先行する例が知られるようになったからである。たとえば、水を飲もうと「思って」、コップのほうに手を出すとする。じつはそう「思う」〇・五秒前に、「水を飲む」行動に対して、脳はすでに動き出している。いまではそうした測定が可能になった。それなら「水を飲もう」という意識は、「無意識である」脳機能の後追いなのである。」（同前、40ページ）

脳の研究をしていると、脳の中には「自分」なんてない、というデータに直面することがある。この、水を飲もう、とする行為の中に起こっていることがそれで、「自分」よりも前に、「体」は、水を飲もうとしている。

こういう研究データに直面した神経科学者は「自分（＝自我）なんてない」と考えざるを得ないのだ。

しかし、それはやはり、少数派の例ではあるだろう。いまだって、西洋や中東では「自分」に対する意識が強い。英語の構文も、自分のことを語るときは、一人称単数の「I」から文は始まる。いや、日本でもそうだ。言葉の使い方で「私は」という言葉をいちいち冒頭に持ってこない日本人だって、たいてい「自分」はある、と思っている。

そういう「自分」というものを作っているのは意識であり、その意識を作っているのは脳だ。これまでのページのあちこちでも書いてきたように、そのような「自分」とか「私」というのは、脳の中にあると、養老は考えている。脳の働きが、自分というものを生み出す。

つまり、自分とは、脳の機能が生んだものなのだ。しかし、である。

「意識は「はたらき」つまり機能で、機能はモノのような実体ではない。」(同前、40ページ)

意識は働きだから、われわれが考える「自分」や「私」というのは、実体がない。つまり、本当に、自分はここにいるのか。それは、そう思い込んでいるだけの幻なのではないか。

養老は、続ける。

「意識が機能だということは、強調しておくべきであろう。意識はなにかの実体だという感じがふつうするからである。自我も意識だから、はたらきのはずだが、実体に近いものと感じている人が多いのではないか。というより、ふつうは実体だと信じられている。既述のように、「意識が実在する」という感覚は、きわめて強いからである。それが自我に強い実在感を与える。」(同前、40ページ)

自我という自分は「実体」である、そう考える人が多いのではないか。養老は、そう書く。しかしそれは、実体ではなく「脳の機能」だ。養老はそう考える。機能は、モノのような実体ではない。

では、だれが自分を作るのか?

水を飲むとき、ときに、まず体が動いて、それから脳が水を飲むということを意識する。自分が水を飲んでいると認識する。それは、「脳の機能」が、自分というものを作る。養老は、そう考えるのだ。

だれが　自分を　つくるのか

自分ある?　それとも　ないか

あとから　自分　できてくる

†「世界中どこに行っても通用し、百年経っても通用する」もの

ここでは、私の心とは、私だけのものなのか、ということについても考えてみたい。それは、自分と他人の心がつながるのは、どういうことなのか、という問題にも関わる。ヒトとヒトの、つながりについてである。

ここでのキーワードは「当たり前」ということだ。これもまた、『バカの壁』のところで議論されたテーマである。それを、ここでもう一度、確認しておこう。『無思想の発見』にも、こんなことが書かれる。

「「とていあたりまえとは思えない」ことを、じつは「あたりまえなんだよ」と説くことができると、ノーベル賞なのである。」（同前、58ページ）

たとえば人が本を読む。講演を聞く。そういうときに、どういう話の内容が、聞いていて腑に落ちるか。それを養老は、このように説明する。

当たり前と思えないことを、当たり前だと説く。たしかに、当たり前だと思っていることを、当たり前だと言われても、それはあまりに当たり前で、驚きも発見もない。また、

当たり前でない事象を、いちいち聞かされても、「それはどこの世界の話？」と、興味も持てない。

しかし、「「とうていあたりまえとは思えない」ことを、じつは「あたりまえなんだよ」と」説かれたら、それは聞いている人にとっては、大きな気づきとなる。発見となる。

養老は、それを「ノーベル賞級」という。養老孟司的な言い方におき換えれば、それは戦後の大ベストセラーである『バカの壁』級と言っても良い。それが、当たり前と思えないことを、当たり前と説くことである。

「ふつうの世間の人たちこそ、まさに「個性的で独創的」だからであろう。世間の人は「あまりにも個性的、独創的」であるために、ノーベル賞級の「あたりまえ」を自分で思いつくことができない」(同前、58ページ)

個性的で独創的であるよりも、「当たり前」であることの方が、そのことに気づく方が、難解だというのだ。

「ほとんどの人は「我がまま」つまり「個性的である自分のまま」だから、普遍的な思想に到達しない。その個性とは、偶然である外的条件、家族、地域、友人、周囲の自然環境などに左右されて生じたものである。そうした条件は、人によって当然異なる。そこで通用する自分を自分だと信じているから、個性的で独創的になってしまう。世界中どこに行っても通用し、百年経っても通用する、そんなことを、考えることができないのである。」（同前、59ページ）

「自分」は、自分の周りにある外的条件、周囲の自然環境などに左右されて生じる。だから、自分の周囲の環境は大切だ。それが「自分」になってしまうのだから。一〇〇年経っても通用する自分を作るには、そういう環境に身をおかないといけない。だとしたら、自分探しとは、自分の環境探し、ということになるのか。

そしていちばん重要なのは、いちばん貴重なのは、いちばん力になるのは、「当たり前」ということなのだと養老は説く。

そんな養老の言葉にならって、まずは自分の周りにある「当たり前」を探してみよう。そんなもの「当たり前」なのだから、何の発見にもならないし、何の生産にもつながらない。そう考えないで、当たり前なものって、どこにあって、それはどういうものなのか探してみよう。

普遍的なものとは、そうやって見つけることができるのだ。

†「私の心」とは、私だけのものなのか

そんなふうに養老孟司の本を読んでいくと、個性的であるって、そこにどんな意義があるんだろう、とも思えてくる。個性的とか、自分だけのものとか、そんなことにこだわって、なにか良いことでもあるのだろうか。小さな閉じた環境の中で作られる「自分」って、そんなにすばらしいものなのだろうか。

そもそも、自分とか、私って、何なのか。

「「……私の心は、私だけのものでしょうが」
それはどこまで本当だろうか。いったい意識＝心とは、自分だけのもので、しかもいつでも「同じ」ものなのだろうか。」（同前、190ページ）

私とは　私だけ　なの？

私の心とは、私だけのものなのか、ということについて考えてみよう。それは逆に、個

性的、とか当たり前、というのがどういうことなのか、という話でもある。

ノーベル賞級、あるいは『バカの壁』級の「当たり前」とは、どういうものか。それは当たり前なのだから、われわれの日常に、ふつうにあるものでもあるのだろう。

たとえば「言語」だ。難しい言語とか、特別な言語の話ではない。日常使っている、なんでもない言語についてだ。

養老は、その「言語」について、こんなことを書く。

「ネアンデルタール人以降、現生人類の社会が成立したとき、もっとも強くかかった淘汰圧は言語使用ではないか……言語の機能はもちろん、たがいに了解することである。それなら「了解できない」人は排除される」(同前、56ページ)

われわれは、他人が話している言葉を、理解できる。

「ちょっと、なに言ってるか、わかんない」というお笑いコンビ・サンドウィッチマンの言葉があったが、そういう特殊なシチュエーションはともかく、ふつうの場では、ヒトは、相手が言っていることを理解できる。逆にいうと、理解できないものは、淘汰されて消えていく。

つまり、言語というのは、他人と自分で共有できるものだ。当たり前のものだ。そして、その言語とは、自分が自由に駆使できるものだから、そういう言語を発明した人は（特定の一人ではないだろうが）、すごい。いまとなっては当たり前の言語だが、これこそ当たり前の発明の、最たるものである。

そのような言語というものは、それを会得して自在に使える自分にとっては、「私」の一部である。同時に、相手も言語を会得しているのだから、その人の一部でもある。

これまで書いてきたように、言語は「ヒトの脳」によって、初めて生まれた。

「言葉は、「違う」という感覚世界と、「同じ」という概念世界を結びつけることができる。」（同前、121ページ）

おさらいであるが、言語は、視覚と聴覚という「違う」情報を、結びつけることができる。脳には、そんなふうに、「違う」ものを「同じ」としてしまう能力がある。これは「言語」の話だけに限らない。

脳の中の世界、つまり概念の世界では、違うものを結びつけて、同じものとすることができる。

「概念の世界は「なぜ同じ」なのか。
「脳の中ではすべては神経細胞の興奮、つまり電気信号だから」と答えるしかない。」(同前、122ページ)

養老は、そう言う。

そんなふうにして、脳は違うものを「同じ」ものとして結びつける。それは、意識の中で、別のものがつながる、ということである。

しかしつながるのは、脳の中にある別のものだけではない。自分と他人、それは「違う」ものだが、脳の力によって、それもまたつながることができる。

養老は、それをミラーニューロンの働きの中にみる。

「どこで問題が生じるのか。他人の意識と自分の意識の間である。意識は感覚で捉えられない。それなら他人の意識自体は、差異の対象でもないし、同一性の対象でもない。それをふつうに言葉でいうなら、「相手の考えていることはわからない」のである。しかし、ここでミラーニューロンのような機構がはたらいているとすると、「同じ」が相手に直達してしまう。ここでも意識は「同じ」というはたらきなのである。だって、相手と自分に「同じ」神経活動が起こるのだから。」（同前、197ページ）

ミラーニューロンというのは、ヒトの脳の中で、他人と向かい合ったとき、他人の脳の中で起こっている活動電位と同じものが、まるで「鏡のように」自分の中でも起こるというものだ。

そんな脳の機能があるということは、自分というのは自分だけの世界で、意識は孤立しているのか、私とは私だけなのか、じつはヒトは、他のヒトと脳の中でつながっているのではないか、と思えてくる。

脳は、脳の中で違うものを「同じ」と結びつけるが、それは一人の脳の中でのことだけでなく、他の人の脳とも「同じ」と結びつけることができる、ということである。

ではなんで、自分の脳と他人の脳がつながるのか。それは脳の解剖をしてみてもわかる。つまりヒトの脳などというものは、誰のものも、同じ形、同じ構造をしている。同じような脳なのだから、自分が考えていることなんて、他人でも考えることができる。自分の脳に入ること（＝情報）なんて、他人の脳にも入る。

しかも、脳にはミラーニューロンというものがある。脳は、他人の脳と自分の脳を、合わせ鏡のように映す、鏡なのだ。心は、鏡なのだ。

意識は　孤立　しているか
こころは　鏡。彼　うつす

このミラーニューロンについて、養老はこうも書く。

「ミラーニューロンがあるのだから。

それなら、

「意識とは、本当に自分だけに留まっているのだろうか」

という疑問が生じる。

つまり人間の表現は、ひょっとすると相手に直達している可能性ができたといえる。

いってみればそれは、一種のテレパシーではないか。」(同前、192ページ)

はたして、意識は孤立しているのだろうか。そしてミラーニューロンは、ヒトの心とヒトの心とを、どんなふうに結びつけているのだろうか。

しかし、ここで確認したいのは、世界のすべてが「同じ」なのではない、ということだ。なぜなら、それはあくまで、意識の中、ヒトの脳の中での話だからだ。その「脳の外」についての眼差しも、忘れてはならない。

養老は書く。


「意識は自分つまり意識自体については「同じ」を繰り返すのだが、外に対しては「違う」を繰り返す。外部を感知するのは感覚に決まっている。それなら外は差異の連続なのである。現に身体は差異の連続で、だから個性は身体にある。個性とは「他人と違う」ということだからである。自分の身体ですら、意識にとっては外部である。感覚で捉えられるからである。」（同前、197ページ）

というふうに、「外」にあるものへの眼差しも、忘れてはならないのだ。その、外にあるものとは何か。養老は、それを「身体」だと考える。

自分の身体とは自分のもので、それは外にあるのではなく、自分の中にある。そう考えるかもしれない。しかし解剖学的に体を眺めれば、脳があって、身体はその外にある。脳もまた身体の一部であるが、ここでは脳が作る意識の世界を、身体と対比させるという意味で、身体は、脳の外にあると考えていただきたい。

養老は言う。

脳の中は「同じ」の世界だ。しかし身体は「差異の連続」だと。身体には「違う」がある。そのことも忘れてはいけない。

†「思想なんてない」という思想

さて、いよいよ本のタイトルでもある「無思想」についてだ。ここまでの話で、無思想について考える準備はできた。

無思想とはなにか。

何より、その言葉の通りで、思想がない、ということだ。無いというのは、意味もない、価値もない、ということか。

しかし、これは本のタイトルであるくらいだから、養老は、この無思想ということに価値を見出し、無思想であることに主張をこめている。

まずは、無思想についての導入ともいえる、こんな文を引用しよう。

「「俺には思想なんてない」

これこそが、もっとも普遍的な日本人、つまり世間の人の思想となっている」（同前、67ページ）

ふつう、「思想」というのは、何しろ思想というくらいだから、明確な主義とか確固とした主張を持ったものに限る、と考えてしまう。しかし養老は、「思想なんか持っていない」というのも、一つの思想だと考える。

この「俺には思想はない」を、もう少し別の言葉で言うとどうなるか。養老は、こんな書き方もする。


「世間の人はいう。

「哲学や思想って、抽象的なものだろ。そんなもの、現実とは関係ない」

これがまさしく「日本の思想」そのものである。」（同前、67ページ）

ここで引用しているのは「世間の人」について、養老がその声を代弁している箇所だ。代弁しているのであって、養老の考えを述べているわけではないが、ともあれ、ここで注意すべき言葉は「現実」というものだ。哲学とか思想とか、そんなものは「現実」には関係ない、と世間の人は言う。

これは、そこらへんでされている、ただのおしゃべりのようにも聞こえる。いきなり哲学とか思想の話を聞かされて、「そんなものどうでもいい、そんなもの現実に関係ないし」という声だ。

そういう声は、ふつうは、大した意味のある発言とも受け取られないだろう。ただ反射的に言ってみただけの言葉だというくらいのものとして考えられる。

しかし養老は、そこに「思想」がある、とみる。無思想の思想だ。

養老は、このように多くの日本人が抱く、「思想がない」という考えというか思いを、まさしく日本の思想そのものだ、と捉える。

しかし、「思想がない」というのを思想だというのは、やや論理的に苦しいところがある。とはいえ、そういう言い回しによってしか指し示せないものがあり、養老は、それをなんとか論じようとする。

その思いを、養老は、こんなふうに告白する。

「いったい、著者であるはずの私は、なにを論じたいのか。「俺には思想なんかない」

という思想を、なんとか維持するにはどうするか、じつはそれを考えているのである。」（同前、100ページ）

こういう「俺には思想なんかない」という言葉に隠されているもの。養老は、じつはそれこそが大切なことで、養老は、そういう状態を「なんとか維持」したいとすら考える。

「日本の無思想も無宗教も無哲学も、決してニヒリズムではない。数字のゼロだと思えばいい。そこから思想の大きな可能性が開けるはずである。」（同前、114〜115ページ）

まずは、そう言ってみる。インド数学におけるゼロの発見は、たしかに大きなことで、いまやわれわれは、この「ゼロ」という数字なしには、なにもできないようにすらなっている。そのゼロを、無思想の「無」と重ね合わせて、無思想であることにも、これまで見落としてきた大切なものがある、と、養老はそういう論理をなんとか成り立たせようとする。続けよう。

「「思想なんてない」
という、当方の思想なのである。「ない」思想をどうやって説くか。だからゼロの発見なのである。ゼロはたしかに「ない」のだが、やっぱり数の一つである。それならゼロについて説明することは可能なはずである。……日本の思想とは、思想についてのゼロのことだ」（同前、146ページ）

ここで、無思想の「無」の問題は、それを形にすることも、ましてや手にすることもできない、ということにある。なにしろ無なのであり、ゼロなのだ。このような無思想は、日本ではいつから始まったのか。

養老はこう考える。

「ゼロ思想の社会化は、その時代からそれ以降、つまり戦国から江戸だ」（同前、125ページ）

養老孟司の歴史観でいえば、これまで江戸時代というのは「脳化社会」の始まりであると捉えられていた。脳によって作られた社会が完成し、生活環境も人工物で囲まれ、ヒトは脳が作った世界の中で生きることになる。それが脳化社会というものだ。

そしてここでは、日本における無思想の思想が広まったのは、あるいは「ゼロ思想の社会化」が始まったのは江戸時代だという。脳化も無思想も、どちらも江戸時代が起源で、それが現代の日本につながっている、という訳だ。

ということは、「脳化」と「無思想」は同じものなのか。

無思想とは、ここまで書いてきたように、脳という観点からいうと、「脳の外」にあるものだ。脳は、意識、意味、思想というものを生む。それに対して、無思想は、思想が「無」だから、脳ではない世界だ。つまり身体の世界ということもできる。

この「無思想」に対して、脳化というのは、その言葉通りで脳そのものの世界、脳が作り出した世界の中に住むということだ。無思想と脳化は、正反対なのだ。その反対のものが、どちらも江戸時代に起源を置く。これは矛盾ではないか。

しかし、人が生きている世界というのは、なにも全てが一つであるわけではない。相反するものが同居していることだってありうる。そもそも、ここでの脳化社会というのは、いわば都市あるいは管理・支配層の世界ということができる。そして江戸時代といえども、それとは別の、つまり都市とか管理とかとは別の、下層のという言い方が適切なのかわからないが、ともかく脳化とは別の無思想の世界が、いわば社会の「二重構造」としてあったのではないか。そう考えれば矛盾しない。

脳化と、たまたま同じ音である「農家」というものがある。そういう畑で暮らし、四季の気候の中で生きてきた人々、そういう「農家」が、江戸という都市の脳化とは別の生き方をしていたと考えても矛盾はしない。そういう農家が、農家ではない「無思想」の世界に生きていた。

養老は、その無思想の世界に、価値を見出す。それは「発見」であり、だから、まさにそれが『無思想の発見』ということズバリそのものになる。

では、無思想とは、どういうことなのか。無思想に関する、養老の言葉をさらに読んでいこう。

「思想は現実に干渉してはならない……それがいわば逆に思想の実存性となる。だから思想とは、「現実無視の空論」であるしかない。「現実に合う」思想なら、それはただちに「現実化してしまう」からである。たちまち思想じゃなくなってしまう」(同前、129ページ)

無思想というのは、なかなか曲者だ。ここで養老は「現実」ということとの関係で、思想あるいは無思想ということについて述べているが、思想というのはそもそも「空論」であり、現実と関わりを持たない。逆にいうと、無思想というのは、主義や思想というものと異なって、空論ではなく、現実そのものなのだ。だから「無思想の思想」というのが空論になると、それは無思想の思想という「思想」になってしまい、もうそれは無思想ではない。逆に、思想が、現実化すると、それは思想ではなくなる。

先に引用した文を、もう一度、引用してみよう。

「いったい、著者であるはずの私は、なにを論じたいのか。「俺には思想なんかない」という思想を、なんとか維持するにはどうするか、じつはそれを考えているのである。」

(同前、100ページ)

たしかに、無思想の思想を維持するのは、難しい。

ともあれ、無思想のベースにあるのは「現実」であり、「実体」だ。それを養老は、実感信仰ともいう。

「無思想の思想に依拠する以上は、「現実はこうだ」ということを、極限ではいわば神

聖視するしかない。それが……実感信仰であろう。」(同前、131ページ)

この実感信仰が、現代の日本社会を覆っていることは、すでに実験で証明済みである。ここでいう実験とは、『バカの壁』を世に問うた、ということである。『バカの壁』は、本の作り方も実験であったが、その内容も実験だった。

「「説明すりゃ、わかるのかよ」という『バカの壁』(新潮新書)を書いた。それが「受けた」ということは、「実体に対する確信」、以心伝心という伝統思想も、まだそれなりに生きているということであろう。」(同前、148ページ)

養老が発見した「無思想」は、江戸から始まって現代までも生きていたのである。

無思想は　どこにあるのか

無思想は「現実」にある

無思想は　いまも　生きてる

†般若心経とつながる

さて、このような養老の「無思想の思想」という考えだが、この『養老孟司入門』でここまで書いてきた流れでご理解いただける通り、その発想の原点は、養老孟司の解剖学研究にある。あるいは解剖学の観点をベースにした脳機能への考察にある。養老孟司の人間論、あるいはヒトとはなにかという考察は、あくまで解剖学的人間論ということができる。

しかもそれを、以下でみるように、養老は仏教思想と結びつけて考える。

養老は仏教の信徒ではないが、東大の研究室で（つまり、既にその頃からという話だが）、机の上に、『般若心経』をプリントした手拭いが置いてあり、それを大事そうに使っていた。そんな光景を、自分は記憶している。

ここでは、その『般若心経』について、養老はこんなふうに書く。

「般若心経といえば、ごく一般的なお経である。これを調べてみたら、全文二百六十六字のなかに、「無」という字が二十一あった。これこそ無思想の思想そのものである。」

（同前、150ページ）

つまり、「無思想の思想」と『般若心経』が結びついているのだ。

東大の研究室にいた頃というのは、一九九〇年代の前半のことで、『無思想の発見』の刊行は二〇〇五年だ。そこには一〇年以上の年月が流れている。養老の中で、いつ、「無思想の思想」と『般若心経』が結びついたのかはわからない。ともあれ、『無思想の発見』は、長い熟成の後に書かれた本だということはできよう。

その『般若心経』には、どのようなことが書かれているのか。

「感覚世界と概念世界の区分をしたが、この区分自体がすでに般若心経に出てくる。お経では、私のいう感覚世界を「色」あるいは「限界」などと表現している。……他方、もう一つの世界である概念世界は、「想」「識」「意識」などと表現される。」（同前、150ページ）

このような『般若心経』に出てくる言葉を、養老は、脳の機能と結びつけてみる。

「脳には感覚入力があり、それを受けて計算を行い、行動という出力をする。この過程は般若心経では「受想行識」とまとめられている。「受」は感覚入力、「想」は右の計算、「行」は出力である。「識」は……「受想行を意識していること」と解釈しても問題ないであろう。それなら私の説明は、般若心経の用語を用いても十分だったのである。乱暴にいうなら、仏教思想とは「脳から見た世界」である。」（同前、151ページ）

脳科学が「ヒトとはなにか」ということを明らかにしたのは二〇世紀後半以降のことだが、その知見を、養老は『般若心経』で語られていることに対応させてみた。するとそこには、まったく同じことを言っている世界があったというわけだ。

しかも、その一致は、脳への感覚の入力、運動への出力ということだけではない。ここで考察している「無思想」ということも、それに一致する考えが、『般若心経』には書かれているというのだ。

「「色即是空」の「空」は、ゼロでいうなら、「数はないが、数字の一つ」と同じ意味であろう。「無」はゼロの「数がない」というほうの意味である。だからこそ、

「是故空中無色無受想行識（これゆえ空のなかには色なく受想行識もない）」とあるので、「空のなかには」というのだから、「空」はある。しかしそこには、「色」つまり感覚も、「受」、つまり感覚入力も、概念も行動も意識も「無」、つまり「ない」。このお経を読んでみると、まさにゼロの哲学であるというしかない。」（同前、152ページ）

ゼロとは、まさに無思想の「無」である。

ちなみに、ゼロという言葉が出たので、言及すると『零の発見』（吉田洋一著、岩波新書）という数学書がある。これはインド数学におけるゼロの発見について書いたものだ。もちろん、養老はこの『零の発見』という書名と、そこに書かれている内容を踏まえて、それを数学ではなく「ヒトとはなにか」という考察に当てはめて、『無思想の発見』という書名の本を書いた。

話を脳科学や無思想、それと『般若心経』の対応関係の考察に戻そう。

養老は、書く。

「現実はどうなる、と。だからそれは感覚世界のことでしょ、と私はいう。概念世界は、

要するに無と空で作れてしまう」(同前、164ページ)

ここで養老は、何を語っているか。「空」とは脳のことだ、と言っているのだ。思想=脳、つまり、無思想=脳でないもの=身体=感覚の世界というわけだ。これを図式的に書き直せば、こうなる。

「思想」=脳

⇄

「無思想」=脳でないもの=身体=感覚の世界

これは、養老がそれまでの著作で考察してきたことの延長である。そこに「無思想」というキーワード一点に絞って、論じてみた本が『無思想の発見』という本だということになる。

ここでもう一つ、整理の意味もかねて、『無思想の発見』からの文を引用してみよう。ここでは養老の著作でおなじみの、「同じ」と「違う」という言葉も出てくる。

「秩序的活動である意識が、なぜ「まったくの無秩序」を考えることができるのか。「同じ」は「違う」を前提とし、「違う」は「同じ」を前提とする。色即是空、空即是色、秩序は無秩序、なのである。」（同前、２１０ページ）

ということで、ここまで書いた『無思想の発見』について、短い文でまとめてみよう。

思想ある？　それとも　ないか
思想の外に　からだ　ある
無思想みつけ　ゼロを知る

†二人の解剖学者、三木成夫と養老孟司

以上が、『無思想の発見』を読んでみた考察になるが、ここでちょっと違う話題について書いてみたい。

養老のこのような「無思想」という思想、それは養老の先輩に当たる解剖学者・三木成夫の世界と通じるものがあるのではないか、と考えたのだ。

どういうことか。

まずは、養老がいう「無思想」ということについて、改めて確認したい。

「「俺には思想なんてない」
これこそが、もっとも普遍的な日本人、つまり世間の人の思想となっている」（同前、67ページ）

繰り返しの引用になるが、この、特に考えもせずに、「俺には思想なんてない」という言葉の意味というか、その言葉の重さについてである。

ここで勘違いしてはいけないのは、養老は、けっして、特に考えもせずに、「俺には思想なんてない」という言葉に、手放しで価値を見出しているのではない、ということだ。

養老が言いたいのは、あくまでも「思想」というものに対するアンチであって、そもそも思想などというものよりも、重く、大切なものがある、と言いたいのだ。それが無思想の思想ということで、ただ「思想なんてない」と言っているだけの「浅い」話に、共感しているというわけではない。

では、無思想の思想とは、どういうものなのか。ここまで書いてきたように、それは脳の外、すなわち身体にある。身体は、無思想だというのだ。

そこで、この身体、つまり「ヒトの体」とはどういうものなのか、それを考えてみたいのだ。そこで出したいのが「三木成夫」という名前だ。養老の先輩にあたる解剖学者である。三木は、自分（＝布施）の恩師でもあった。

三木成夫の著作には『胎児の世界』（中公新書）とか『内臓とこころ』（河出文庫）というものがある。その思想を簡単にいえば、解剖学をベースにして考えられた「生命の記憶」というものだ。

三木の人体観とは、どういうものか。三木は、まず人体を二つに分けて考える。動物的な体と、植物的な体だ。これはあくまでヒトの体についての話だ。動物とか植物という言葉が出てくるからといって、ネコとか桜とか、そういう話ではない。ヒトの体には「動物的」と呼べる部分と、「植物的」と呼べる部分がある。

動物的な体とは、動いて、エサを取る、というようなことのためにある体の部分だ。まず、体を動かす筋肉と骨、これは動物的な体。さらには、目の前にあるのがエサなのか、知るための目や耳などの感覚器、さらにはその情報を処理する脳神経系も必要だ。これら、骨・筋肉・知覚器官・脳神経を「動物的な体」という。

他方、植物的な体とは、取った餌を体の中で消化・吸収し、生きる力とするための部分のこと。なにより消化器系がそれで、さらに取った栄養分を体の隅々まで届ける心臓・血管系、それに栄養分を「燃やして」エネルギーとするために必要な酸素を取り込む呼吸器系などがある。つまり「植物的な体」とは、消化器系・心臓・血管系、呼吸器系などがこれにあたる。

動物的な体、植物的な体は、どちらも外の世界と関わるものであるし、それぞれの仕方で、外の世界と関係し、外の世界を認識（いろいろな意味で）している。

動物的な体の、世界の認識というのは、説明が簡単で、つまり「意識」というものだ。目や耳で外界の情報を知覚し、それを脳で情報処理し、さらには「運動」という形でアウトプットされる。それらのプロセスは、意識の中で行われる。この働きがさらに展開すれば、言語が生まれ、思想が生まれる。

では植物的な体というのは、世界をどのように認識しているのか。そもそも、たとえば胃が、外の世界を眺めている、などということはあるのか。しかし、無関係であると言い切れるものでもない。悩みがあれば胃が痛くなるし、緊張すれば心臓がドキドキする。さらには、森を歩いたり、海辺で波音を聞けば、リラックスする。それは、内臓がすっきりする、という感覚でもある。三木は、そういう内臓の働きの総体、そこはかとなく生まれる気分のようなものを「こころ」と言った。

動物的な体が認識する「意識」の世界は、いま・ここ、というべきものに向かっている。いま・ここで何が起こっているのか。それを認識するのが、なにより、動物的な体の「意識」の機能なのだ。

それに対して、植物的な体が生み出す「こころ」は、かつての・かなた、とでもいうべきものと呼応していると三木は考えた。その「かつて」というのは、生命進化の歴史の、はるか昔の「かつての・かなた」のことでもある。なぜなら、内臓というのは、数億年前の海の中での生物の進化の中で、最初に作られたものだからだ。脳を中心とした意識の世界というのは、それに比べると浅い。つまり、脳が生み出す「思想」などというより、遥かに長い時間をかけて作られてきた「こころ」というものが、ヒトの中には息づいているのだ。三木はそれを「生命記憶」と呼んだ。

以上、簡単に、解剖学者・三木成夫が考えるヒトの体ということについて説明してみた。そこで、これを養老孟司のいう「無思想」とすり合わせて考えてみたい。

養老は、無思想という言葉で、何を言おうとしたのか。

思想というのは、三木の言い方でいえば「動物的な体」の世界だ。だとすれば、養老がいう無思想というのは、三木のいう「植物的な体」にあたる。あるいは、三木成夫のいう「こころ」こそ、養老がいう「無思想」の正体なのだ。

解剖学の研究においては、体が、まずそこにある。その体を出発点にして、ヒトとはなにかを考える。養老は、そんな解剖学を基盤にして「無思想とは」と考えた。それは三木のいう「生命の記憶」に他ならない。養老孟司の「無思想の発見」は、身体の発見であったのだ。

にんげんは　一本の管

生命記憶　そこにある

見つけた！　何を？　体です

第七章 『遺言。』——二〇一七年

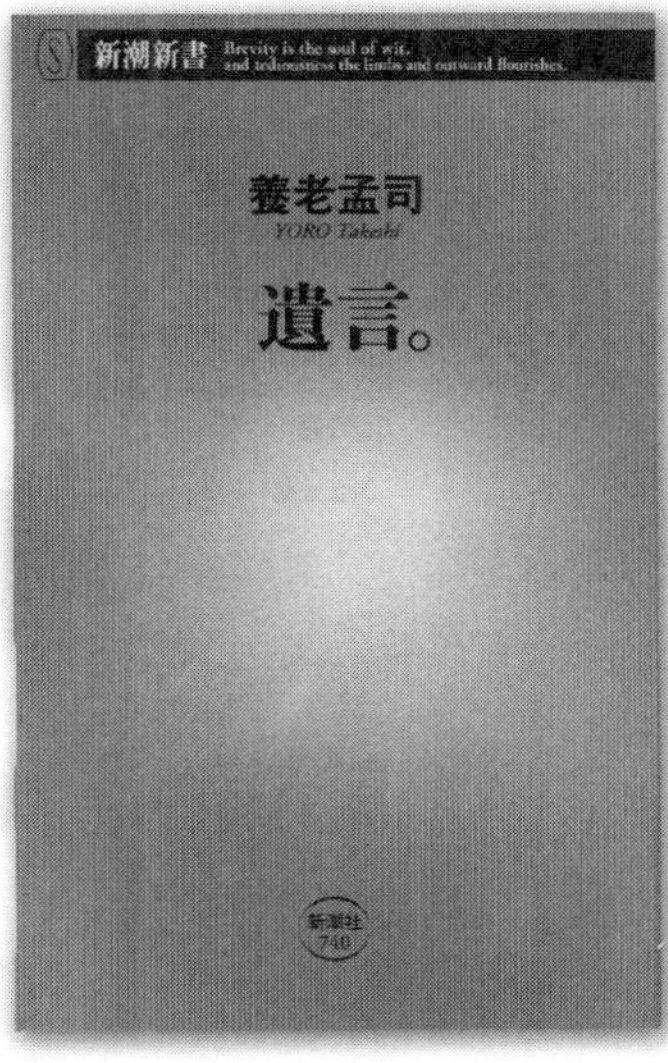
新潮新書
Brevity is the soul of wit, and tediousness the limbs and outward flourishes.
養老孟司
YORO Takeshi
遺言。
新潮社
740

†自発的「書き下ろし」本

「久しぶりに本を書いた。私が語って、編集者が文章にする。このところ、そういう本ばかり出していた。いわゆる「語り下ろし」である。『バカの壁』以来、そういう癖がついたらしい。

ところが平成二十八年の暮れから半月、船に乗る機会があった。クイーン・ヴィクトリア号で、カナリア諸島への船旅である。家内とその友人たちとのお付き合いだったので、私はすることがない。しょうがないから本を書くことにした。船旅は刑務所みたいなもので、当たり前だが、航海中は船の中以外、どこにも出られない。集中して本を書くには、もってこいの環境だった。」（『遺言。』、3ページ）

『遺言。』という本は、養老にとって五冊目の書き下ろしだ。

その五冊の中で、『解剖学教室へようこそ』と『考えるヒト』は、中高生向け、若い人向けの本だから、やや性質が異なる。それを除くと三冊。つまり、養老は長い年月にわたる、そして膨大な、その執筆活動の中で、書き下ろしは、たった三冊しか書かなかったことになる。

『形を読む』という本は、その思想の出発点を示したということで、養老の代表作で、いわば初期のエッセンスが詰まっている本だ。また『無思想の発見』は、無思想ということにポイントを絞った、明快な一つの主張があった。

そして、この『遺言。』は、養老孟司の思想の後期の総まとめ、というか、養老の全著作のエッセンスを総まとめした本、という位置付けをすることができる。

「もう一つ、なんだか本が書きたくなったのである。思えば満八十歳、ほぼ平均寿命だから、ぼちぼち死んでも当たり前の年齢になった。それなら言い残したことを書いておこう。それで「遺言」を書くつもりになったらしい。」(同前、3ページ)

ここで養老が書いているように、この本で重要なことは、養老が誰に依頼されたわけでもないのに「本が書きたく」なって書かれた、ということだ。果実が、期が熟して良い味になるように、養老の思想は書かれるべくして書かれ、この本は生まれるべくして生まれた。

二〇一六年の晩秋に、養老先生に「ある会でお話をして頂けないか」とお願いの打診をしたことがあった。翌一月の初旬に開かれる会だったのだが、メールでの返事には「ちょうどその日は船の上なので無理」とあった。イギリスで豪華客船に乗り、ポルトガル沖をクルーズするのだという。奥さんと、その友人たち何人かの高齢の女性たちの旅に付き合うのだという。

先生が旅から帰ったある日、先生の同年輩の方々が集まる会に同席したことがあったのだが、その時、先生は友人から「お前も、ずいぶん人間ができてきたな。よく、そんなおばさんたちの旅に同行できるものだ」と言われていた。だから、船旅では客室に引きこもって、「この機会だ、たまには一冊、本を書き上げてみよう」ということになったのだろう。

長い人生の、長い著作活動の果てに、締めくくりとでもいうべき、一冊の本を書く。全ての素材をミキサーにかけるように、それまでの思索や知識を一つに溶かし、整理してまとめるには、そんな船の上の時間というものが、とても適した環境だったのだろう。

春になって先生にお会いしたとき、「原稿はどうなりました?」と聞いてみたら、「いちおう、最後までは書き上げた。帰国して、あれこれ文章をいじって、いまは仕上げの作業をしているところだ」と仰る。タイトルは「遺言。」にする、と笑った。

その会話に、どこか既視感があった。そうだ、三〇年前、『形を読む』が出来上がったとき、「やっぱり、書き下ろしは良いな」と力強く言った、あの養老先生が、再び目の前に立っていたのだ。「なんだか本が書きたくなった」と気持ちを語るこの『遺言。』は、養老ワールドの総決算、そして主著として読むべき本になる。そういう予感を抱いた。

「特別に新しいことを考えたわけではない。ただ全体にまとまりがついてきたと自分で思う。ヒトとはなにか、生きるとはどういうことか。根本はそれが主題である。」(同前、4ページ)

養老は、冒頭でこのようにさらりと書く。新しいことを考えたわけではないが、まとまった、こういう肩の力が抜けた言い方は、つまり、ある境地に到達していることを示している。書き始める前、作り始める前に、力強く、思いを込めて語るような時は、人はたいてい、まだ「力を込めないと足りない」何かが残されている。頑張って書く、力を込めて語る、そういう状態は、まだ、頑張ったり力を込めたりしないと維持できない無理があるのだ。そして、あることが自身の血肉となったとき、もう本人にとっては「ふつう」のことだから、それをふつうに語る。ふつうに書く。

『遺言。』とは、まさにそのような本だ。

ひさしぶり　本が　書きたい
八十で　遺言を　かく
ヒトとはなにか　まとまった

では、『遺言。』には、どんなことが書かれているのか。読み進めていこう。

†絶対音感

まずは、「絶対音感」をめぐるあれこれが取り上げられる。音楽にみられる、あの絶対音感だ。

絶対音感というのは、たとえばドアが閉まった時の「バンッ」という音が、ピアノの音階でいうとどの音に当たるかを聞き分けるような能力だ。絶対音感が鋭く、ピアノを習っている子が、ドアの閉まった音を聞いて、「いまのは、この和音」とピアノの鍵盤を叩いて、ジャーンと音を再現する、というようなこともできるという。『遺言。』では、そんな絶対音感をめぐる議論から話が始められる。

絶対音感というものについて、養老はこう書く。

「絶対音感はむしろ「動物に近い」能力だ」（同前、22ページ）

養老は、絶対音感をそう定義する。だが、ときに絶対音感というのは、音楽の英才教育を幼い時から受けてきた人が身につける能力、と考えていないだろうか。英才教育、つまり動物的な生から遠く離れた、いわば人工的な能力が絶対音感というものではないだろうか、と。

しかし養老は逆に、絶対音感とは動物に近い能力だ、という。つまり人は、そもそもは動物に近い幼い頃には、誰でも絶対音感を持っていて、音楽の英才教育というのは、それを「失わない」ためにするトレーニング、と考えたらいいというのだ。

子供の頃に持っていた鋭い感覚が、大人になると鈍って、さらにはいつか消えてしまう。それは誰もが実感していることではないか。絶対音感も、その一つなのだ。

養老は、書く。

「小さい時から楽器の訓練をしないと、絶対音感が消えてしまう」（同前、21ページ）

なぜ消えるか。それは脳が成長し、いわゆる「ヒトの脳」の部分が、脳の働きを支配するようになるからだろう。

養老は、自身を観察し、自分には絶対音感がないと実感する。なぜ、自分には、そういう能力がないのか。そういう能力がないのは、「おかしい」ともいう。

「耳を考えても、聴覚の第一次中枢を考えても、私に絶対音感がないほうがおかしい。だって、特定の振動数の音が聞こえてくれば、耳の中でも脳の中でも、それに対応する決まった部位がかならず反応しているんですからね。動物は素直にそれに従っているから、絶対音感がある。」(同前、21ページ)

ヒトは、生まれつき絶対音感のような能力を持っていて、大人になる、成長するというのは、そういう能力が消えていく、なにか別の能力の持ち主(であるヒトというもの)に変わっていくことだというのだ。

生まれつき　ヒトは　天才

子どもの耳は　動物だ
ヒトは皆　天才だった

†感覚所与とは

養老は鎌倉の自宅でネコを飼っていた。スコティッシュ・フォールド種のマルという、名前の通り丸い顔をしたネコや（注：マルは二〇二〇年一二月に死去）、それ以前にはチロというネコも飼っていた。それらのネコと日々接する中で、養老は、ヒトとは違う動物がもつ感覚を観察する。たとえば、ネコを使って、こんな実験（＝遊び）をする。

「私は次のように書く。
白
……チロがなんというかというと、「それは黒じゃないか」というのである。黒字ですからね。

　つまりネコは字の形を見ても、とりあえず意味不明に違いないから、まず黒色という感覚所与で判断する。……白という字を見たら、それが何色で書かれていようと、感覚所与を無視して、なにがなんでもシロと読む。さて、どっちが「正しい」んでしょうかね。」（同前、31ページ）

　もちろん、ネコは「それは黒じゃないか」とは語らない。そこは養老の想像であるが、しかしネコになり切って、ネコから見た世界を想像してみれば、そういうことになるはずだ、と養老は考える。

　養老先生から、初めてこの話を聞いたのは二〇一五年の夏のことだった。自分（布施）の父が亡くなって、養老先生が追悼の会というのを開催して下さり、会が終わった後に、養老先生をご自宅に車で送り、お喋りをしている時だった。

　自分の父親は理科の教師をしていて、昆虫の研究者でもあった。『群馬の蝶』『群馬の昆虫』など、ローカルな話題ではあるが著作も何冊かある。養老先生と虫への興味で若い頃、つながりがあったのだ。自分が養老先生の研究室に出入りするはるか以前のことだ。

　ある時、養老先生に、父が虫の研究をしていると話したら、「名前は何か？」と聞かれた。「英明です」と答えると、しばらく記憶を辿るようにして「知っている」と仰る。どうやら、父が大学生の時、まだ高校生だった養老先生のいる鎌倉に、「虫仲間」として訪ねたことがあったらしい。父は貧乏学生で鎌倉まで行く電車賃もなく、群馬から鎌倉まで自転車で、養老先生と共通の「虫の恩師」のところを訪ねたのだという。

そんな関係もあって、父が亡くなった後、養老先生が当時の虫仲間を集めて、偲《しの》ぶ会を開いてくださった。自分は遺族として、父の虫関係の遺品を手に、会に参加したのだ。

その帰路、先生をお宅まで車で送り、そこで「ネコは、「白」と黒ペンで書いても、それを白とは認識しない」という話をうかがった。

「動物は字が読めない、あるいは言葉がしゃべれない。それは動物がバカだからではない。感覚所与を優先してしまうからである。」（同前、31ページ）

だから動物には絶対音感もある。ヒトの話し声を、そこから意味を聞き取るのではなく、純粋な音として聞く、つまり絶対音感で聞くのだ。

養老先生の家で、先生が「チロ（あるいはマル）」と呼ぶ声と、奥さんが「チロ（あるいはマル）」という声は別で、ネコにとっては同じだと認識していない。

父の偲ぶ会の後、そんな話を聞いた。

それが『遺言。』にも書かれていたのだ。

†養老式二元論の図式

養老は、この絶対音感のような能力を「感覚所与」という。

絶対音感という話だけだと聴覚のみの話だが、同じことが視覚や触覚など他の五感にもあるはずで、それらをまとめて感覚所与というのだ。


「動物は感覚所与を使って生きている。それが私の最初の結論である。動物が言葉をしゃべらないという疑問は、このことから解ける。」（同前、30ページ）

ここで養老は、感覚所与に対するものとして、たとえば「言葉」というものを考えている。感覚所与は、動物でも持っている能力。そして言葉というのは、いうまでもなく、ヒトだけの能力。その二つを対比する。

つまり、

感覚所与　⇅　言葉

である。

この図式は、これまでの養老の著作でしばしば出てきたものと共通する。同じ図式で書けば、二元論の、こういう図式である。

身体　⇅　脳

無意識　⇅　意識

無思想　⇅　思想

変わるもの　⇅　変わらないもの

これらのワードを横並びのものでつないで、組み替えて、さらに別のキーワードを加えれば、こういう書き方もできる。

身体＝自然＝無意識＝無思想＝変わるもの＝感覚所与

⇄

脳＝都市＝意識＝思想＝情報＝変わらないもの＝意味＝言葉

これが、養老孟司の二元論の図式である。

†「イコール」があるか、ないか

ヒトは、動物とは違う。子どもの頃、ヒトにはまだ、動物の能力が残っている。それがいつの頃からか消えて、「ヒト」へと成長する。

「動物と違って、感覚所与に頼らなくなったとすると、ヒトにはなにかが起こったに違

いない。」（同前、41ページ）

それは何なのか。

話は続く。養老が考えるキーワードは「イコール」というものだ。

「まず結論からいこう。動物の意識にイコール「＝」はない。」（同前、49ページ）

これは、養老のこれまでの著作でも、何度も出てきた考えだ。「同じ」と「違う」とか、「結びつける」とか、そういう言葉で同様のことが語られ・書かれてきた。

動物には「イコール」として認識する能力はないが、ヒトには「イコール」にして世界を見る能力がある。養老は、それを、こんな言い方でも表現する。

「レヴィ＝ストロースは、「人類社会は交換からはじまる」と述べた（らしい）。私はそれに対抗して、「人類社会はイコールからはじまる」といいたい。」（同前、52ページ）

この、「イコール」というものを認識する能力の違いは、ネコとヒトの違いであるというだけではない。ヒトと、それ以外の全ての動物の間にある、大きな能力の違いなのだ。たとえば、ヒトにもっとも近い動物と考えられるチンパンジーも、この「イコール」という能力を使って世界を認識したり、世界を捉えたりすることはできない。

先に、ヒトはもともと（つまり幼児の時は）、絶対音感の能力がある、と書いた。その意味では、ヒトの幼児の脳は、いまだ「動物」であって、サルという言葉を使えば、サルとなんら変わりはない。

ところがある年齢から、ヒトはサルと分かれる。あるいは、ヒトが「ヒト」になる。養老は、それを三歳から五歳までの間、と考える。

「三歳から五歳までの間に、ヒトとチンパンジーを分けるなにかの能力が出現する」
（同前、56ページ）

ヒトの幼児の、三歳から五歳の間に、どんな脳の能力の違いが生じるのか。それを説明するために、養老は、認知科学で「心の理論」と呼ばれる実験の例を出す。

二つある箱の一つに「お姉さん」がやってきて人形を入れるところを、三歳児と五歳児に見せる。次にお母さんがやってきて、その人形を別の箱に入れ替える。そうしたら、再びやってきたお姉さんは、どっちに人形があると考えるか。三歳児と五歳児は、その一部始終を見ているのだ。

「五歳児はお姉さんの立場に立つことができる、つまり「自分がお姉さんだったら」と、お姉さんと自分を交換できるのである。三歳児ではまだそれができない。」(同前、57ページ)

この「交換できる」というのは、それが「同じ」だと認識できるからである。同じだから、交換できる、のだ。

この「お姉さんと自分を交換できる」という五歳児の能力が、ヒトだけが持っている能力で、三歳児には、まだない。その点で、三歳児はチンパンジーと同じなのだ。

「繰り返すが、それは要するに動物の意識には「同じ」というはたらきがほとんどないからである。」(同前、76ページ)

たしかに、養老の本のあちこちで、そしてこの『遺言。』でも繰り返されていることだが、ここは重要なところなので、こちらの引用も、何度でも同内容のことを繰り返すことにする。動物には、「同じ」と、別のものを結びつけるという脳のはたらきが、ほとんどない。

ところで、ここで一つ確認しておきたいことがある。三歳児は動物で、五歳児はヒト。それはそうなのだが、では動物的である三歳児が、ヒトとして劣るのかというと、話はそういう単純なことではないということだ。先に言及した三木成夫は『内臓とこころ』という本で、三歳児の中にある感覚こそ、もっとも豊かな心であると、さかんに書いている。それはつまり、三歳児の中には、ヒトが失った「生命記憶」とでもいうものが残っていて、そういう感覚の中で生きているから、大人が見てもその姿に癒される、というのだ。仏像の造形などを見ても、その顔の造形に幼児の面影が宿されているものが多い。目鼻口の位置のバランスと、顔の輪郭の関係が、幼児のプロポーションの特徴であったりするのだ。

ともあれ、絶対音感の能力でもそうだが、ヒトが「ヒト」になる以前の三歳頃の幼児が持っている、心の豊かな世界、感覚の鋭い世界の大切さも、常に考えなければいけないのは当然のことだ。

そしてヒトは、そんな三歳児の世界を脱して、五歳児つまり「ヒト」へと成長する。そのヒトとは、どういうものか。それをこの本で書いているわけだ。

さらに養老の文章の引用を続けよう。

「視覚、聴覚の情報処理が一次、二次、三次中枢というふうに、皮質という膜を波のように広がっていくとすると、どこかで視覚と聴覚の情報処理がぶつかってしまうはずである。そこに言葉が発生する。」（同前、83ページ）

この、養老による「言語の理論」についても、これまで何度も書いてきた。しかし『遺言。』は、そんな養老ワールドの総決算ともいうべき本なのだから、養老思想の根幹をなす見方・考え方については、ここでも繰り返す。

「言葉は「目と耳とを同じだとするはたらき」だ……動物はそんなことは夢にも考えない。考えないだろうと思う。目で見たものと、耳で聞いたもの、それが「同じ」なんて、とんでもない。その意味でも、「動物には言葉がない」のである。」（同前、91ページ）

イコール、同じ、そこに焦点を当てて、考えてみてほしい。養老は、そのように考えているのだ。

「動物もヒトも同じように意識を持っている。ただしヒトの意識だけが「同じ」という機能を獲得した。それが言葉、お金、民主主義などを生み出したのである。」（同前、59ページ）

これも、既に養老が他の本で書いていることではある。「同じ」という能力があるから、言葉やお金が生まれた。

しかし、ここに「民主主義」という言葉が加わっている。え？　民主主義？　たしかに民主主義などという思想は、ヒト社会だけのものだろう。なぜ、それが「言葉」や「お金」と同列に語られるのか。民主主義と言葉とお金の、どこが同じなのか。

いったいどういうことなのか。さらに養老の言葉に耳を傾けていこう。

「三歳児であれ、チンパンジーであれ、まったくの自己中心……ヒト社会はかならずしもボス支配にならない。しかもいずれ民主主義に行き着くはずなのである。なぜなら人

間は平等だからである。」（同前、57ページ）

ヒトの脳には「同じ」とするはたらきがある。これはしばしば述べてきたことだ。たしかに、その「同じ」という概念は、「平等」ということにつながる。人間は誰も同じだ。だから、人間は平等だ、というわけだ。その論理でいけば、民主主義というのは、もっとも「ヒトの脳」らしい社会形態のあり方だとも言える。

「ヒトの意識の特徴が「同じだとするはたらき」であり、それで言葉が説明でき、お金が説明でき、民主主義社会の平等が説明できる」（同前、77ページ）

こんなふうにして、猫に「白」という黒い文字を見せると、それが猫には黒にしか見えないという話になり、それがどんどん展開していくと、人間社会での民主主義の話にまで結びつく。

これが人体をベースにして、脳へと眼差しを向けた解剖学者が考えた「ヒトとはなにか」という一つの結論なのだ。

†時間の中での「同じ」

さて、話が民主主義まで広がったところで、さらに情報社会・デジタル化というのも、それは同じ理屈だ、という話へと展開していく。ここでもキーワードとなるのは、ヒトの脳にある「同じ」という能力である。

ここでは、その「同じ」という世界が、さらに別の「同じ」へとつながっていく。

「じつは「同じ」にもいろいろある。本章（筆者注：8章　社会はなぜデジタル化するのか）で考えようとする「同じ」は、「時間的に変わらない」という意味での「同じ」である。この「同じ」こそが、近代社会を貫徹してきた。さらにそれが最終的に情報化社会を生み出す。」（同前、129ページ）

ここでは、「時間」という話が、新たに出てくる。時間の流れの中でも変わらない、「同じ」ということについてだ。もう少し具体的にいうと、それはどのような時間の中での「同じ」ということなのだろうか。しかもそれが、「情報化社会」ともつながっていくというのだ。ともあれ、まずは、時間の中での「同じ」ということについて確認していこう。

養老は、こう書く。

「本章で扱うのは、「昨日の私」と「今日の私」のように、特定の事物についていう「同じ」である。これは……時間に関係している。」（同前、131ページ）

ここで「私」というようなものを考えたとき、昨日の私と今日の私は、果たして同じ私なのか、それとも別の人間なのか。

もちろん、ふつうに考えれば、それは同じでしょう。昨日の私も、今日の私も、同じこの私である。しかし、話はそう簡単ではない。

「現代医学では、われわれの身体は七年で物質的には完全に入れ替わる」（同前、132ページ）

昨日と今日というのはちょっと極端だが、七年もすれば人間というのは、この手も、耳も、髪も、もちろん脳も、物質的にはすべて入れ替わってしまう。それなのに、人は、それを「同じ人」だと考える。物質的にだけではない。見た目だって変わる。一〇年前の自分を写真で見て、その容貌は今の自分とずいぶん変わってしまっている。ましてや子どもの頃の自分など、身長が半分、あるいは三分の一のときだってあった。そのどれもが、なぜ「同じ私」なのか。なぜ、というか、ヒトは誰でも、それを同じ人間と考える。

だから、こんな理屈は通用しない。


「自分がひたすら変化するからといって、「昨日金を借りたのは、今日の俺じゃない」と頑張ることはできない。自己同一性が諸行無常に頑固に抵抗するのは、こうした社会的な約束事の存在が大きい」（同前、138ページ）

つまり、自分がずっと「同じ私」なのは、社会的な約束事、でもあるからだ。突き詰めて考えていったら、それを「同じ私」といっていいのかわからない。しかし少なくとも、社会的な約束事としては、それを同じ私と考える。

蠟燭《ろうそく》の炎は、さっきも今も、そして数分後も同じ炎の形をしているが、その実質は別のものである。ヒトというのも、それと同じように、同じような顔、同じような姿が続いてはいるが、物質的には別のものに入れ替わっている。しかしそれは、同じ人だ。少なくとも社会は、借金でも、過去の過ちや功績でも、同じ「その人」のものだとして扱う。そういう同一性によって成り立っているのが、現代の社会というものだ。

こういう自己同一性は、借金でも、婚姻届の書類でも、大学への合格通知でも、それが一度発行されれば、社会の中では一つの事実として固定される。それは社会によって縛られる、ということであるが、社会によって守ってもらえる、ということでもある。あなたは同じ人間ですよ、と社会から認めてもらえる、ということでもある。

ともあれ、そういう自己同一性によって、社会の基盤は作られている。

不死へのあこがれ

しかし、昨日の自分と今日の自分が同じだといっても、明日の自分があるとは限らない。それが「死」である。

人は死を恐れる。死んで、自分の存在がなくなってしまうことを、なんとか避けたいと思う。死にたくない、と思う。もちろん動物だって、死にたくないと考え、行動している。しかしそれが極端になると、ヒトだけが持つ、不死へのあこがれというものになる。

「秦の始皇帝は万里の長城を作り、エジプトの王たちはピラミッドを作った。それはいまだに残っている。石で作った巨大なものなら残る。もはや世界つまり空間を支配したと思った王たちは、時を超越しようとして、ああいうとんでもないものを作った。

それを置き換えたのはなにか。文字である。書かれたものは、永久に変わらないからである。文字を使えば、あんな巨大なものを作る必要はない。」（同前、177ページ）

ここで養老は、文字は「死を乗り越えるもの」と考える。たしかに、人は死んでいなくなっても、文字は残る。それがこの本のタイトルともなっている、「遺言。」というものともつながる。

これまで何度も書いてきたように、ヒトの脳のはたらきとは、別のものを「同じ」とする能力である。だから、脳が作り上げた人間社会では、昨日の自分と今日の自分が、同じもの、として扱われる。そして今日の自分と、明日の自分もまた、同じものとしようとする。それが「不死」である。明日は死んでいなくなっているかもしれない自分も、今日の自分と同じであるとする、つまり死んでいないとする思いである。不死は、ヒトの脳というものが生み出した、一つの思い、発想なのだ。

そして、時を超越して、やはり死を乗り越えるのが、文字である。この文字というものも、またヒトの脳が生み出したものだ。あっちでもこっちでも、ヒトの脳が顔を出し、あっちとこっちを「同じもの」として結びつけようとする。ここでは、不死へのあこがれと、文字が結びつく。

そんなふうに、話は完結し、閉じていく。それが脳の中の世界だ。

さらに、そこにデジタルというものも顔を出す。コンピュータなどをはじめとするデジタル機器も、またヒトの脳が生み出したものである。

そのデジタルが、「不死」と関係があると養老は考える。

「不死である。

デジタルとどういう関係があるのか。デジタル・パタンとは、永久に変わらないコピーだと述べた。なんとコンピュータの中には、すでに不死が実現されている。」（同前、176ページ）

コピーということを考えると、アナログによるコピーは、コピーを繰り返すほどに、その精度が劣化していく。しかしデジタルなら、全く同じ情報だから、なんどコピーしても、まったく同じものが出てくる。それを養老は、デジタルによるコピーというのは、不死を実現している、ととらえた。

「人類はここで「元のものによく似たコピー」ではなく、「理想的に同一であるもの」を手に入れることになった。デジタル・コピーとは、すなわち実現された「究極的な同じ」である。」（同前、140ページ）

このようなデジタルによる完璧なコピー、あるいは不死というものが、脳が作り出した世界の、一つの究極の姿ということになる。

動物の脳は進化し、やがてヒトの脳を生み出した。そのヒトの脳には、別のものを「同じ」にするというはたらきがあった。脳が大きくなり余剰が生まれ、脳の中で、その脳のある部分と別の部分が結びつくようになる。別の情報がつながる。別の情報が同じになる。それが言葉を生み、意味を生み、不死へのあこがれを生み、デジタル機器を生んだ。脳の、濁りのない、完璧な到達点が、デジタル機器の発明というものだった。そんなふうにして、デジタルな世界が、実現することになった。

「現在では、情報はついにデジタルになった。……なぜデジタルなのだろうか。じつは「同じ」を突き詰めていくと、デジタルにならざるを得ない。デジタルとは、二進法、ゼロと一とで、すべてが記述されることである。さらにそのゼロと一で書かれた情報は、完全なコピーが作成できる。コピーとはつまり元のものと「同じ」ということで、同じものをきちんと作ろうとするなら、デジタルがもっとも望ましい。」（同前、139ページ）

脳は、デジタル機器を発明したが、それこそが「ヒトの脳」というものが初めから孕《はら》んでいた、一つの可能性であった。その可能性が実現されたのがデジタルであり、現代の社会なのだ。

「現代人はひたすら「同じ」を追求してきた。……一歩引いて見てみれば、やっていることは明らかである。感覚所与を限定し、意味と直結させ、あとは遮断する。世界を同じにしているのである。」（同前、140ページ）

ここでは、感覚所与つまり「動物」の部分が、ヒトの中から消されていくのである。

†デジタルは死なない

そろそろ、まとめに入ろう。

養老孟司の思想とは、こうだ。それは解剖学を出発点にして、ヒトの体のつくりをベースにして作り上げられた思想なのだが、養老の人間観をひとことで言えば「脳化」ということだ。動物の進化が、やがてヒトの大きな脳を生み出した。もちろん大きいだけなら、ネアンデルタール人の脳の方が、現代人より大きい。しかしネアンデルタール人は、その脳を「それぞれ」の知覚の情報処理などに使った。つまり視覚は視覚で鋭く繊細に使われ、聴覚は聴覚でまた別の情報処理がされ、それらの別々の知覚が結びついて「同じ」とされることはなかった。

ところが現代人に至って、視覚と聴覚の情報が「同じもの」と扱われるようになる。その証拠の一つが、言語の誕生だ。そしてヒトの脳は、あらゆるものを「同じもの」として結びつけ、やがて世界を「一つのもの」と捉えるようになる。それが一元論であり、その究極の具現化が、宇宙の真理である神、一神教の神、ということにもなる。そして現代においては、その神に代わるものとして「デジタル」が発明される。民主主義という社会制度、お金が作る経済、それらも根は同じ、交換する・結びつけるという脳の働きによる。

それが、養老孟司の人間観、ヒトとはなにか、ということの、一つの答えである。

しかしそれは、あくまで「ヒトとはそういうもの」という見方であって、それを養老が「よし」としているか否かは、また別の話である。

たとえば、養老は『唯脳論』において、この世界は（ここでいう世界とは、ヒトが作り上げた世界だが）、脳によって作られた。だから現代人は「脳の中」に住んでいる、と結論づける。しかしそれに加え、養老は、その結論いわば現状認識に対して、別の態度を表明する。『唯脳論』で言えば、脳、脳、脳、脳と語った後で、最後にそのアンチとして身体、いわば身体の究極の姿としての死体への眼差しの大切さについて説く。養老は、「脳」ということについて語り、脳への眼差しを社会に伝えたが、最後にちゃぶ台返しのようにアンチ脳の態度を表明する。養老は「脳」至上主義者ではないのだ。

このようなスタンスは、養老先生がしばしば口にしていた「塀の上を歩け」ということと符号する。自分も何度も耳にしたが、養老先生はよく「塀の上を歩く」という言い方をした。塀の内側に入ればインサイダーとして閉じてしまうし、外に落ちたらアウトサイダーとして終わってしまう。大切なのは、塀の内側に入ることでもなく、外側に落ちることでもなく、そのギリギリの境界の、塀の上を歩き続ける、ということだというのだ。

養老孟司の思想は、脳の人、「脳」至上主義と考える人がいるかもしれない。しかしそれは違う。養老の著作を読むと、そこにはアンチ脳ともいうべきちゃぶ台返しが、あちこちに書かれている。それなら、養老自身も書いている「二元論」が、養老の思想かというと、じつはそれも違う。なにしろ、それでは脳の「同じ」という世界から外れ、いわば「ヒト」ではなくなってしまうからだ。

では、どうすればいいのか？　それが塀の上を歩け、ということだ。脳の人であるようなのに、アンチ脳の人。一元論を否定した二元論者のようであるのに、じつは単なる二元論主義者でもない。養老先生は、いつも「塀の上」を歩いているのだ。

それこそが、養老孟司が語る「遺言。」の中身なのだ。

†ヒトはなぜアートを求めるのか

この『養老孟司入門』という本も、いよいよ終わる。最後でもあるので、以上のような養老の「問いかけ」に対する、一つの解答、いや解答とか正解というのが言い過ぎなら、一つの可能性について、これまであまり取り上げなかった話題に触れて、この本をおわりにすることにしたい。これまであまり取り上げなかった話題、テーマとはなにか。それは「アート」という話だ。

さて、アートについて語る前に、これまでも書いてきた養老の思想を、『遺言。』の後半の方にある文章を引用することで、改めておさらいすることから始めたい。つまり、『遺言。』の終わり近く、そこでも養老は、このような主張を繰り返し、さらに磨き上げられ整理された言葉で、こう書くのだ。

「「同じにする」という能力は、ヒトで初めて生じ、それが様々な社会的システムを創り出す。われわれはそれを進歩と呼んできた。それは動物にはできないことだから、ヒトはエライのである。さらにその裏には、意識が感覚より上位だという暗黙の了解がある。」（同前、168ページ）

まずはおなじみの「同じにする」という能力について。たしかにおなじみではあるが、ここで養老は、感覚（所与）と、（脳の）意識を比べ、どちらが上か、ヒトは動物よりエライのか、ということを問題提起している。ここでの引用部分には「ヒトはエライのである」という文章のみがあるが、その前後の文脈を読み取ると、必ずしも養老は、ヒトと動物とどちらが「上」か、と決めつけてはいない。

ともかく、ヒトの脳には「同じにする」という能力がある。

「ヒトは、意識に「同じにする」という機能が生じたことで、感覚優位の動物の世界から離陸した……この意識と感覚の関わりが、現代社会に与えている影響とは、どういうものであろうか。」（同前、164ページ）

ここで養老は、「意識と感覚の関わり」ということに言及し、それが「現代社会」にどのような影響を与えているかと、問いを投げかける。つまり、感覚つまり動物が持っていた「感覚所与」の能力が、ほとんど消えてしまったヒトだが、果たしてはヒトは、それで良いのか、と問いかけているのだ。その「感覚」の向こうにあるのは、自然というものだ。脳化し、都市化し、自然を排除して、それでヒトは良かったのか？

「人々が自然に対峙《たいじ》する方法を忘れてしまったことに根本の原因がある。なぜ忘れたか……感覚入力を一定に限ってしまい、意味しか扱わず、意識の世界に住み着いているからである。」（同前、172ページ）

養老は、このように「意識の世界に住み着いて」、感覚入力を消したとは言わないまでも、一定に限ってしまったヒトという存在に、警鐘を鳴らす。

これは何も『遺言。』に限ったことではない。養老の全著作、全思想を貫いているのは、そのような脳化社会に対するアンチ、自然や無思想や感覚の大切さを説いて、脳とのバランスを取ることを訴えることであったのだ。

そこで出てきた処方箋、解決策への可能性を孕んだものが、アートであると、『遺言。』

から読み取れる。

養老はアートをどのように見ていたのか。これがこの本の最後の話題となる。芸術とは、なにか。

「意識はわかっていないことは、ないこととして無視する。そしてすべてをゼロと一にしてしまう。だから私の芸術に関する結論は簡単である。芸術はゼロと一との間に存在している。」(同前、115ページ)

養老の考えによれば、アートとは「ゼロと一」の間に存在しているものだ、という。つまりアートはヒトの脳が生み出すものだが、同じくヒトの脳が生み出したデジタル機器などとは違うというのだ。デジタル機器は、全ての情報をゼロと一に書き換える。それに対して、アートはゼロと一の間にある。

そんなアートというものを、養老は、数学とも比較する。

「数学が最も普遍的な意識的行為の追求、つまり「同じ」の追求だとすれば、アートはその対極を占める。いわば「違い」の追求なのである。」(同前、121ページ)

ここで、この話を養老式二元論の図式に当てはめて考えてみよう。

数学というのは「最も普遍的な意識的行為の追求」だという。これは養老が考える「ヒトの脳」をもっとも体現したものだと言える。つまり言葉、お金、デジタル、そういうものと数学は同列に捉えることができる。

ここで考えたいのは「アート」についてだ。数学は、あくまでその対比として考えていただきたい。つまり、この養老の見方によれば、アートというのはどのような位置づけになるのか。

アートは、ゼロと一の間に存在するという。つまりデジタルではなく、デジタルからは外れたものだ。デジタル、あるいはここで話に出た数学というものが、ヒトの脳の究極を体現したものだとすれば、アートはそれとは別のもの、ということになる。ふつう、アートというのはヒト特有のもので、それはある意味でヒトらしさの極限の一つ、と考えるかもしれない。しかしアートは、それとは違い、ゼロと一の間にあるという。

つまりアートというのは、ヒト的なものだけでなく、動物的な面もある、ということになる。考えてみれば当然で、養老がいう動物的なものとは「感覚所与」の世界である。アートは、美術なら視覚、音楽なら聴覚、舞踏なら触覚などの身体感覚など、感覚所与と無縁ではない。しかし、アートは感覚所与そのものでもない。なぜなら、ネコには、アートなどわからない、アートなど楽しめないだろうからだ。

それが「ゼロと一との間」という意味だ。アートは、ヒトの脳（意識、言葉、意味、他）と深く関わっているが、同時に感覚所与（無意識、他）とも切り離せない。これこそ、養老式二元論を超えるものである。

これは、養老のいう「塀の上を歩け」と同じことでもある。アートとは、塀の内側にも外側にも落ちない、そのギリギリの境界である塀の上を歩いているような世界なのだ。

「真理は単純で美しいかもしれないけれど、事実は複雑……感覚所与は多様だけれど、頭の中ではその違いを「同じにする」ことができるから、結果が単純になる」（同前、111ページ）

複雑であるけど、単純。アートは、そのような離れ業を実現できるものなのだ。そこに、養老の世界を具現化する可能性があるのではないか。

「科学の基本は、感覚から意識へ、俗にいうなら事実から理論へ移行する、そこにある。

いわば私自身はそこで引っかかったまま、とうとう人生をムダに過ごしてしまった、というべきかもしれない。事実から理論へ、そんなこと、本当にできるのか。」（同前、183ページ）

『遺言。』の終わり近くで、養老は、自身の人生をそんなふうに振り返る。

この言葉は、単なる謙遜で、養老の人生は決して「ムダ」ではなくて、創造的な思索の旅だったのか、自分は、その答えを知りたくて、養老孟司先生の著作を回顧し、その足跡を辿ってみた。

もし、われわれが養老先生の仕事を引き継ぐとしたら、それは養老二元論を踏まえた、さらなるアートの探究なのかもしれない、などと考えている。

養老式の　二元論
デジタルも　ことばも　不死だ
ゼロとイチ　あいだの　アート

終章——二〇二〇年

二〇二〇年の九月のことだった。

養老先生から、突然、メールが来て、「たまには、布施くんの顔が見たい」と書いてある。夏の初めに、急に入院をして、いまは回復した、とも書いてあった。まだ、最期というには早いが、それにしても先生も若くはない。お会いしなければ。ちょっと心配になった。

それに、こちらは、ちょうど養老先生についてのこの本の原稿を書いているところだった。先生にも、いつか、その旨のご挨拶をしないといけない。いや、そういう形式的・儀礼的なことでなく、いくつか養老先生ご本人に質問して、確認したいことがあった。しかし、こちらから連絡するのも、なにしろこちらの都合だけなので、気が引けて（遠慮して）しまい、でも養老先生に連絡しなくては、と思っている時だった。

そんなタイミングだったので、こちらにとっては渡りに船でもあった。

以下では、その時、養老先生に会って話したときの言葉をそのまま載せて、この本のまとめにしたいと思う。話の内容も、これまでに先生が歩んできた道を回顧しながら、今後への展望も語る、そんなものになった。

せっかくの機会だと、ビデオカメラ二台を構えて（それにプラスでスチール写真も撮ってもらった）、録画・録音をした。本当は、その動画を編集してどこかで上映するか、YouTubeにアップするかなどしたいのだが、まだその作業をしないでいる。そもそもこれは紙の本なので、会話を活字にして載せるしかない。

……その日、自分は、養老先生とこんな話をした。いや、養老先生に、こんな話を聞いた。

布施「それで先生、いくつか伺いたいことがあって、一つは簡単な話なんですけど、先生の書き下ろしの本はどれかということです。要するに雑誌に書いたのをまとめて本にしたのと、誰かが話をまとめたのと、それと別の書き下ろしの本はどれかという確認です。『遺言。』のカバー内側には、「『遺言。』は二五年ぶりの書き下ろし」と書いてありますが」

養老「それ、間違ってるんだよね」

布施「そうですよね。僕も、二五年前というのを調べたら、該当する本がなくて、……それじゃあ、新しい版では直したんですか」
養老「いや、そういうこと、あまり気にしてないから（直してはいない）。しかも、この二五年の間に、他に（書き下ろしを）出しているんだよ」
布施「そうですか。では確認しますと、まず『形を読む』は書き下ろしですよね」
養老「そうそう」
布施「それで『遺言。』も船上で書いて、あとは筑摩の『解剖学教室へようこそ』も書き下ろしで、こっちの『考えるヒト』も書き下ろしですか。両方とも？」
養老「そうです。筑摩まで行って書いたんだよ。カンヅメで」
布施「ああ、そうですか。筑摩の会社の中ですか？　ホテルとかじゃなくて」
養老「会社。（編集者の）磯さんと」
布施「あとは、書き下ろしっぽいかなと思ったのは、『無思想の発見』ですが」
養老「それは書き下ろし」
布施「確かに、体系立った感じがありますね。あと『人間科学』は？」
養老「それは、どこかに書いたのをまとめたんだね」
布施「（『身体の文学史』を手に取って）これ、東大にいた頃に、三島のことを書いて……」
養老「そうそう」

布施「先生、大学休んでたかで、その時まとめて三島の『豊饒《ほうじょう》の海』読んでたら、涙が出てきた、とか話してたのを思い出しました」

養老「そうだったか（笑）」

布施「あと、哲学書房の『臨床哲学』は？」

養老「それはね、雑誌に連載したの。一から書き下ろしたのじゃない」

布施「ああ、そうですか」

養老「これはね（と『身体の文学史』を指して）、「新潮」に連載したんじゃないかな」

布施「じゃあ、そのへんですか」

養老「完全に書き下ろしってのは、こういうやつ（と何冊か指差す）」

布施「なんか先生、『形を読む』を書かれた時、東大の時でしたが、僕のところに持ってきて「布施くん、書き下ろしはやっぱりいいな」って言ったのを覚えています。それで、書き下ろしを、先生の仕事で重視しようかと思って、はっきり分けておこうかと。で、最初が『形を読む』で、まだ先があるかもしれませんけど、現時点では『遺言。』までが書き下ろしですか」

養老「そうです」

そして、著作についての話が終わった後で、別の話題に。

布施「あと、もう一つは、これ、東大にいた時に、おしゃべりしていて、何かの紙の裏に養老先生が書いて、で、捨てずに取っておいたんですけど（と額に入れた紙のメモを出す）。『唯脳論』を書いていた時のものですね」

養老「うん」

布施「これ、僕も判読できないところがあって、ここら辺は、身体、死体、死刑、自然、モノと書いてありますね。これは音の説明ですかね。右耳と左耳から音が入って、それが脳の中で合致するという」

養老「うーん。当時のことなんで、何書いたか分からないな」

布施「内人・外人は、世間とか、そういうこと」

養老「そうだね、ウチ、ソト。共同体の外っていう概念でしょ」

布施「こちらに、ダーウィンのこと書いていて、綜合学説。で、言語・進化・力学ってある。ここで力学ってなぜおっしゃってたのか」

養老「（机を指で叩いて、考える）」

布施「で、これは古典（という文字）」

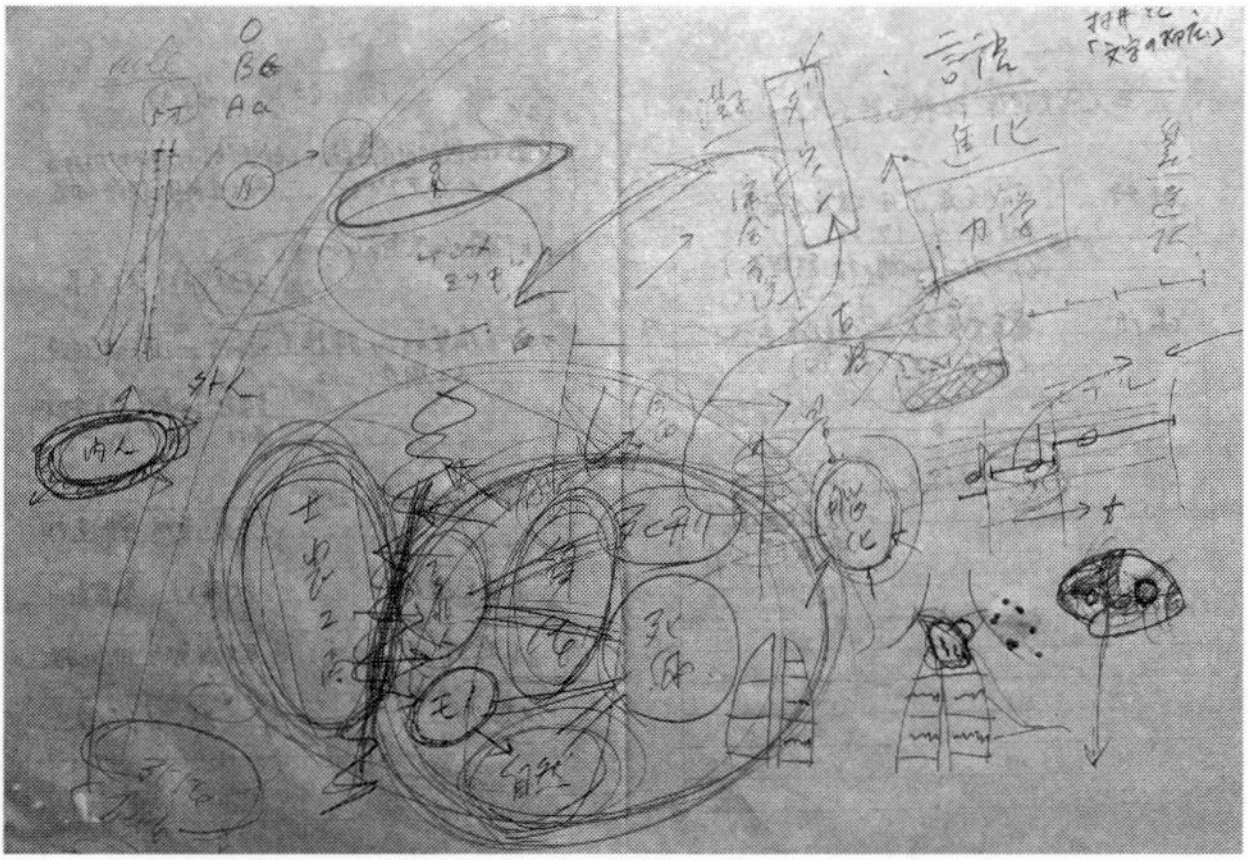

『唯脳論』執筆当時のメモ

養老「……」

布施「あ、これ自然選択って書いてある。このへん全部、ダーウィン」

養老「そうですね」

布施「これは音楽の楽譜だから、聴覚の話ですね。……これは視覚言語と聴覚言語」

養老「うん」

布施「レオナルド・ダ・ヴィンチの手稿ってあるじゃないですか。なんか、そういう感じもするんで（保管してました）」

養老「（身体・死体・モノ・自然と書いてあるあたりを指差して）この辺、最近、もう少し整理ができて」

布施「ああ、そうですか」

養老「（腕を組んで、なにか考える）」

布施「もう三〇年も前の（と呟いて）ちょうど、助かりました」

と、一通り確認できたので、世間話になる。

布施「箱根の別荘も行かれたりするんですか」
養老「しょっちゅう行ってますよ」
布施「（僕も先生の別荘の横を車で）通る時に、ちょっと覗いて見てるんですけど、ちょうど居ない時で電気が消えているので」
養老「横、通る？」
布施「ええ。先生は、もう、あんまり旅行とかは？」
養老「いまは、できない」
布施「コロナですしね。体調のほうは？」
養老「体調は問題ない。（と言いながら、腕をこすって）これ、点滴で」
布施「入院していた時の？」
養老「そう」（養老先生は、三カ月前、心筋梗塞と糖尿病で入院した）
布施「八三歳？　二歳でしたか？」

養老「三ですよ」

そして、また著作の話に戻る。

布施「あと、たくさん書かれてきた中で、養老先生ご自身が、いちばんの代表作っていうか、たとえば一〇〇年後とか経った時に、これっていう本は、どれですかね。（書き下ろしだけでなく）『バカの壁』とかも含めてですが」

養老「これから（と『形を読む』を手に取って、最後のページを開いて）、『唯脳論』ですよね」

布施「唯脳論？」

養老「（『形を読む』を手にしたまま）ここから、『唯脳論』（が続く）。これの終わりが、そうなっている」

布施「やはり、『唯脳論』は大きい？」

養老「『形を読む』から続くんですよ」

布施「……。で、いちばん整理してあるのは（と『遺言。』を指さす）」

養老「そうそう」

布施「全体像をつかむというか。船の中で書いたんで、隔離されて、全体像をつかむのによかった。とりあえず船の中で全体を書いて、あと半年くらいかけて修正していったのですか」

養老「そうです」

布施「僕は、三木成夫先生についての本を三年くらい前に書いたんで、次に養老先生の本を書こうかと考えて、それで養老孟司入門って話にして、それは読者にとっての入門（書）であると共に、僕の人生が養老孟司入門だった、門を叩いた、みたいなことです」

養老「三木先生、亡くなったのは何年だった？」

布施「一九八七年なので、もう三三年も経ちました」

養老「僕より一回り年齢が上だったので、生きてれば九三、九四歳でしょ」

布施「僕が大学院生の時に亡くなった。……ちょうど、三木先生が亡くなる一年前に養老先生を紹介してくれて、居なくなっちゃったんで、（結果として）僕が路頭に迷わないようにバトンタッチしてくれた」

養老「うん」

布施「あと、ついでに聞いておくと、三木先生だけじゃないですけど、養老先生が振り返った時に、いちばん大きな、知らない人じゃなくて、知っている人の中でいちばん大きな存在は誰でしたか」
養老「学問上っていうことでいうと、あんまり先生がいなくて」
布施「自分で開いた？」
養老「そう、自分で。」
布施「まあ、そうですね。って言うしかない」
養老「うん」
布施「……解剖も、たまたま長い（学問生活の中で）ちょっと、かすったくらい。それだけじゃない」
布施「そういう学問上の先生がいないっていうのは、ほんらい学問のあるべき姿なんですか」
養老「よく分かんない」
布施「……」
養老「……」
布施「昔、先生に言われたのが、学問は個人芸だから、先生とか弟子ってのは、ない、って。そういう意味では、お前は弟子ではないってことなのかな。お前はお前で、個人で、っていうこと」
養老「（耳に手を当てながら）そう乱暴なことも言えないんだよね」

布施「ああ」
養老「その話が、いまだに引っかかってる」
布施「えっ、どの話が？」
養老「つまり意識の話でしょう」
布施「あ、はい」
養老「どこまで、その、共有できるかっていう」
布施「うん」
養老「クオリアに引っかかってる。いったい何が伝わるのか、っていう」
布施「うん」
養老「けっきょく」
布施「それは日常の人間関係にも、学問上も、どっちも？」
養老「そうなんだ」
布施「……」
養老「……」
（間）
養老「だってどこで切れるか分からないもの、学問も意識も。つまり、その人の中から立ち上がってくるわけだから、その背景っていうのは、意識にならないものも含めて、その間で、人との間に関係ができちゃうから。いまは、こういう言語化できるもの、いわゆる表現できる物だけが、伝わるっていう形なんだけど。逆に言うと、表現ができちゃうからクオリアが発生しちゃう。伝えられないでしょうっていう」

布施「……」

養老「その問題が、まだ片付いてない。何が伝えられ、何が伝えられないかっていう(と言いながら、天井を眺める)」

布施「うん」

養老「広い意味で、表現だよ。それは受け手の問題があるから、典型的に芸術の話だな」

布施「で、伝わらないっていうか、伝わる部分もありますけど、伝わらない部分があるのは、それはそれで仕方がないじゃないけど……。で、伝わらなくても、その人の中にはあるってことですか。でも、共有はできない」

養老「そうそう」

布施「……」

養老「理論的なことってのは、強制伝達っていって、つまり、嫌でも伝わる。理屈は」

布施「ああ、論理は強制伝達」

養老「そうそう。理屈は、誰でも考えたらできちゃう。問題は芸術ですよね。何が伝わっているのか」
布施「え、技術？（と聞き取れない）」
養老「芸術」
布施「はい。まあそれは論理じゃない」
養老「（芸術は）何が伝わっているのか、あまりはっきりしない」
布施「ええ。……何が伝わっているんですかね。でも、何か伝わってはいますよね。伝わっているから存在しているというか、ずっと継続している」
養老「クオリアの議論をしていると、そこんところが分かんなくなっちゃう。何が伝わっているか、お互いに分かんないから」

この数秒後に、二台あるビデオカメラの一台が、録画可能時間を過ぎたので、録画を終了した。このあと、一〇分ほど雑談は続いたが、残りのビデオカメラは音質が悪いこともあり、採録は、これで終わりにする。
この会話の最後のところで、養老先生は、自分でない他の人に何が伝わるか、何か伝えたい、ヒトにはそれが可能か、伝わるという希望はあるのか、と考えているんだと感じた。

八〇年生きてきて、ヒトについて思索してきて、ヒトはヒトに何かを伝えることができる生き物なのだと考えている。ヒトは、ひとりではない。何かを伝えることができる存在なのだ。……そう考えていると、そう望みを持っていると、ひしひしと感じた。

最後にまた、まとめの十二音の文でこの本を終わりにしたい。

何が伝わる？　ヒトとヒト

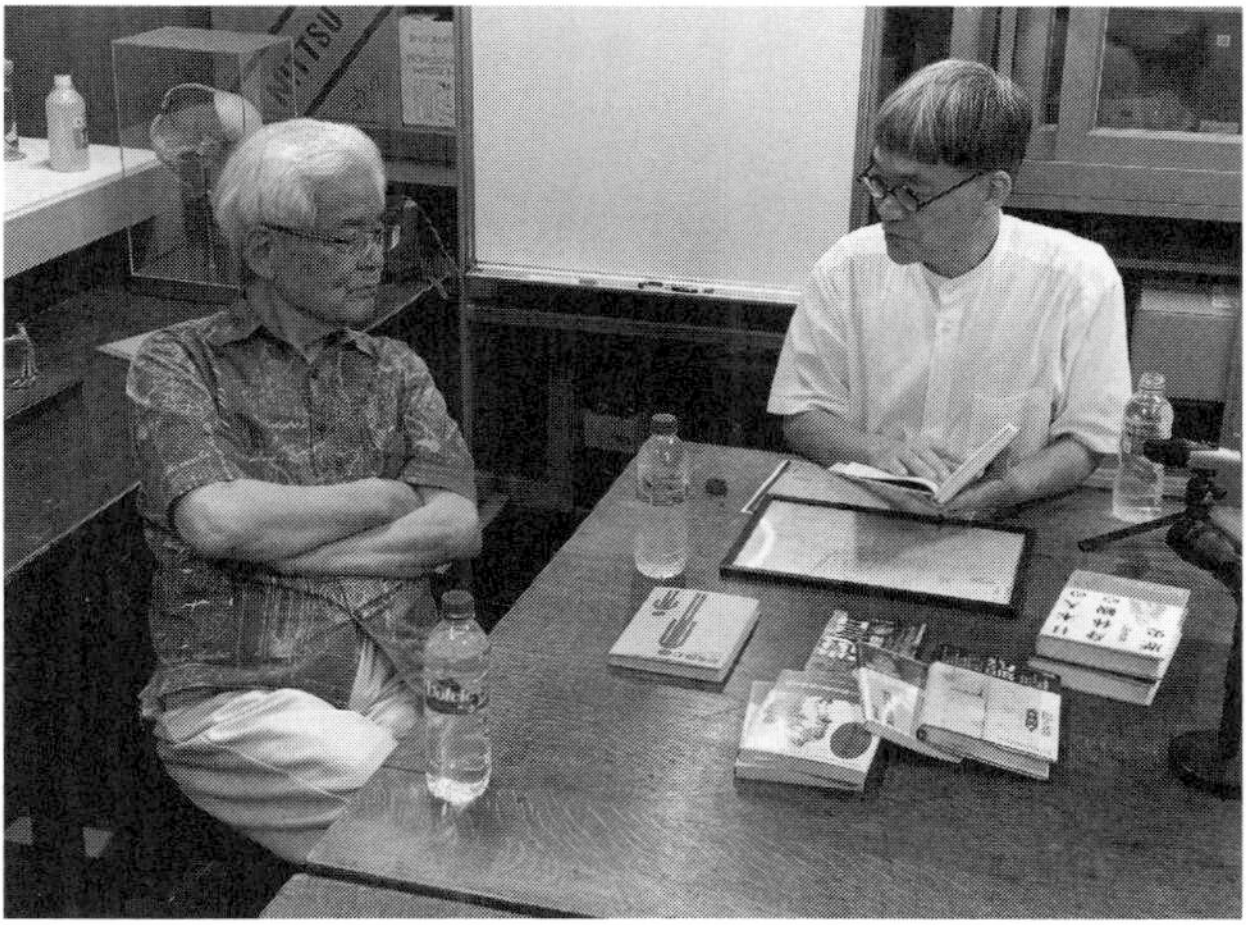

養老孟司の著作一覧

（注：のちに改版・文庫化されたものは〈　〉内にその刊行年と書名を表示。ゴチック体は本書で取り上げたもの）

1982　著改訂『分担　解剖学3』（原著：小川鼎三、共改訂：山田英智）金原出版
1984　須永俊明、岡元孝二ほか共著『わかりやすい動脈硬化の成因　血管壁代謝を中心に』メディカルトリビューン
1985　島田雅彦共著『中枢は末梢の奴隷　解剖学講義』朝日出版社・レクチャーブックス〈2004年『ネコのヒゲは脳である』改訂版〉
1986　『ヒトの見方　形態学の目から』筑摩書房〈1991年ちくま文庫〉
　　　『脳の中の過程　解剖の眼』哲学書房〈1993年『脳の見方』ちくま文庫、2004年哲学文庫〉
　　　『形を読む　生物の形態をめぐって』培風館〈**2020年講談社学術文庫**〉
1987　柴谷篤弘共著『恐龍が飛んだ日　尺度不変性と自己相似』哲学書房〈1995年ちくま文庫〉
　　　『進化・人間はどこへ』ほるぷ出版
1988　布施英利共著『解剖の時間　瞬間と永遠の描画史』哲学書房
　　　『からだの見方』筑摩書房〈1994年ちくま文庫〉
1989　『解剖学（新版看護学全書2）』メヂカルフレンド社
　　　『唯脳論』青土社〈**1998年ちくま学芸文庫**〉
1991　『涼しい脳味噌』文藝春秋〈1995年文春文庫〉
　　　『脳という劇場　唯脳論・対話篇』青土社
1991-92　柴谷篤弘・長野敬共編『講座進化』（全7巻）東京大学出版会
1992　『カミとヒトの解剖学』法藏館〈2002年ちくま学芸文庫〉
　　　齋藤磐根共著『脳と墓Ⅰ　ヒトはなぜ埋葬するのか』弘文堂・叢書死の文化

1993
大島清、甲野善紀、布施英利、多田富雄、志賀隆生、小林昌廣、矢原一郎、加藤邦彦、安西祐一郎、小町谷朝生共著『身体の冒険』ユーピーユー
『脳に映る現代』毎日新聞社〈2003年『脳の冒険』三笠書房・知的生きかた文庫〉
『解剖学教室へようこそ』筑摩書房〈2005年ちくま文庫〉
甲野善紀共著『古武術の発見　日本人にとって「身体」とは何か』光文社・カッパ・サイエンス〈2003年光文社・知恵の森文庫〉

1994
『脳が読む　本の解剖学1』法藏館
『本が虫　本の解剖学2』法藏館
吉田直哉共著『対談　目から脳に抜ける話』筑摩書房〈2000年ちくま文庫〉
ひろさちや共著『人間・生と死のはざま　養老孟司VS.ひろさちや対談集』主婦の友社
多田富雄、中村桂子共著『「私」はなぜ存在するか　脳・免疫・ゲノム』〈2000年哲学文庫〉
編著『日本の名随筆　別巻　44　記憶』作品社

1995
『続・涼しい脳味噌』文藝春秋〈1998年文春文庫〉
長谷川眞理子共著『男学女学』読売新聞社〈1998年『男の見方　女の見方』PHP文庫〉
吉成真由美、北野宏明、利根川進、松本元共著『心とコンピュータ』ジャストシステム
監修／坂井建雄、荒俣宏、吉田穣共著『図説　人体博物館』筑摩書房
森岡正博共著『対話　生命・科学・未来』ジャストシステム〈2003年『対論　脳と生命』ちくま学芸文庫〉

1996
『考えるヒト』筑摩書房〈2015年ちくま文庫〉
『日本人の身体観の歴史』法藏館〈2004年『日本人の身体観』日経BPM〉
高階秀爾、武塙林太郎、芳賀徹、成瀬不二雄、河野元昭共編著『江戸のなかの近代　秋田蘭画と『解体新書』』筑摩書房
奥本大三郎、池田清彦共著『三人寄れば虫の知恵』洋泉社〈2001年新潮文庫〉
森毅共著『寄り道して考える』PHP研究所〈2004年PHP文庫〉
楳図かずお共著『やさしい『唯脳論』』メディアファクトリー

1997
『身体の文学史』新潮社〈2000年新潮文庫〉〈2010年新潮選書〉

『毒にも薬にもなる話』中央公論社〈2000年中公文庫〉
『臨床読書日記』文藝春秋〈2001年文春文庫〉
『臨床哲学』哲学書房
松原秀一、荻野アンナ共著『死の発見　ヨーロッパの古層を訪ねて』岩波書店
河合隼雄共編『現代日本文化論7　体験としての異文化』岩波書店

1998
『現代社会と都市化　脳生理学者の現代文明論』三輪学苑
『I KNOW YOU 脳』かまくら春秋社〈2006年『脳のシワ』新潮文庫〉
南伸坊共著『解剖学個人授業』新潮社〈2001年新潮文庫、2014年河出文庫〉
荒俣宏、黒田日出男、西野嘉章共著『これは凄い東京大学コレクション』新潮社：とんぼの本

1999
『脳が語る科学　養老孟司対談集』青土社
『脳が語る身体　養老孟司対談集』青土社
『養老孟司・学問の格闘　「人間」をめぐる14人の俊英との論戦』日本経済新聞出版〈2003年「養老孟司　ガクモンの壁」日経ビジネス人文庫〉
責任編集『キネ旬ムック　フィルムメーカーズ　宮崎駿』キネマ旬報社
甲野善紀共著『自分の頭と身体で考える』PHP研究所〈2002年PHP文庫〉

2000
編『脳と生命と心　第1回養老孟司シンポジウム』哲学書房
『異見あり　脳から見た世紀末』文藝春秋〈2002年文春文庫〉
『養老孟司・学問の挑発　「脳」にいどむ11人の精鋭との論戦』日本経済新聞出版
『ミステリー中毒』双葉社〈2003年双葉文庫〉
茂木健一郎、村上和雄、竹内薫共著『脳＋心＋遺伝子vs.サムシンググレート　ミレニアムサイエンス　人間とは何か』徳間書店

2001
『脳と自然と日本』白日社〈抜粋：2006年「まともバカ　目は脳の出店」「自分は死なないと思っているヒトへ　知の毒」だいわ文庫〉
中村桂子共著『生命の文法　〈情報学〉と〈生きること〉』哲学書房
蓮實重彦共著『蓮實養老　縦横無尽　学力低下・脳・依怙贔屓』哲学書房

クリスティーヌ・プレ、山極寿一、黒井健、原田龍二、馬場一雄共著『子どもの頃、本当はこんなことを考えていた　親が子を理解するために』ＰＨＰ研究所

２００２

『「都市主義」の限界』中公叢書〈２００４年『あなたの脳にはクセがある』中公文庫〉
『人間科学』筑摩書房〈２００８年『養老孟司の人間科学講義』ちくま学芸文庫〉
『からだを読む』ちくま新書
『手入れ文化と日本』白日社〈２０１３年『手入れという思想　養老孟司特別講義』新潮文庫〉〈抜粋‥２００６年『まともバカ　目は脳の出店』『自分は死なないと思っているヒトへ　知の毒』だいわ文庫〉
宮崎駿共著『虫眼とアニ眼』徳間書店スタジオジブリ事業本部〈２００８年新潮文庫〉
古舘伊知郎共著『記憶がウソをつく！』扶桑社〈２００４年新装版、２０１０年扶桑社新書〉
内山安男共著『解剖生理学（新体系看護学１）』メヂカルフレンド社

２００３

『バカの壁』新潮新書
『養老孟司の〈逆さメガネ〉』ＰＨＰ新書〈２０１７年『逆さメガネで覗いたニッポン』ＰＨＰ文庫〉
『まともな人』中公新書〈２００７年中公文庫〉
『話せばわかる！　養老孟司対談集　身体がものをいう』清流出版
『見える日本、見えない日本　養老孟司対談集』清流出版
『いちばん大事なこと　養老教授の環境論』集英社新書
森岡恭彦、村上陽一郎共編著『新医学概論』産業図書
茂木健一郎共著『スルメを見てイカがわかるか！』角川ｏｎｅテーマ21
日下公人共著『バカの壁をぶち壊せ！　正しい頭の使い方』ビジネス社
伊谷純一郎、尾本惠市共著『類人猿にみる人間』中山書店

２００４

『運のつき　死からはじめる逆向き人生論』マガジンハウス〈２００７年新潮文庫〉
『死の壁』新潮新書
『生の科学、死の哲学　養老孟司対談集』清流出版
『真っ赤なウソ』大正大学出版会〈２０１０年ＰＨＰ文庫〉
『かけがえのないもの』白日社〈２００８年新潮文庫〉

テリー伊藤共著『オバサンとサムライ』宝島社〈2006年『日本人の正体』宝島社新書〉〈2009年『私はオバサンになりたい!』宝島SUGOI文庫〉
佐治晴夫共著『「わかる」ことは「かわる」こと』河出書房新社
アルボムッレ・スマナサーラ共著『希望のしくみ』宝島社〈2006年宝島社新書、2014年宝島SUGOI文庫〉

2005
『バカなおとなにならない脳』理論社〈2011年イースト・プレス〉
『私の脳はなぜ虫が好きか?』日経BP社
『こまった人』中公新書〈2009年中公文庫〉
『無思想の発見』ちくま新書
編著『養老先生と遊ぶ　養老孟司まるごと一冊』新潮社:新潮ムック
和田昭允共著『科学は豹変する』培風館
中川恵一共著『自分を生きる　日本のがん治療と死生観』小学館
南澤道人著、波平恵美子、奈良康明対談『道元禅を生きる』四季社
玄侑宗久共著『脳と魂』筑摩書房〈2007年ちくま文庫〉
牧野圭一共著『マンガをもっと読みなさい　日本人の脳はすばらしい』晃洋書房
河合隼雄、筒井康隆共著『笑いの力』岩波書店

2006
『超バカの壁』新潮新書
『ニッポンを解剖する　養老孟司対談集』講談社
『養老孟司のデジタル昆虫図鑑』日経BP社
茂木健一郎共著『養老孟司&茂木健一郎の「天才脳」の育て方』アスコム
阿川佐和子共著『男女(オスメス)の怪』大和書房〈2009年だいわ文庫〉
王敏共著『君子の交わり、小人の交わり　日中関係を90度ずらす』中公新書ラクレ

2007
『小説を読みながら考えた』双葉社
『ぼちぼち結論』中公新書〈2011年中公文庫〉
『養老訓』新潮社〈2010年新潮文庫〉

2008
中川恵一、和田秀樹共著『命と向き合う　老いと日本人とがんの壁』小学館
内田樹共著『逆立ち日本論』(新潮選書)
太田光共著『人生の疑問に答えます』NHK出版〈2010年新潮文庫〉
池田清彦、吉岡忍共著『バカにならない読書術』(朝日新書)〈2015年『世につまらない本はない』朝日文庫〉
立松和平、山田壽夫、天野礼子共著『21世紀を森林(もり)の時代に』北海道新聞社
奥本大三郎、池田清彦共著『虫捕る子だけが生き残る　「脳化社会」の子どもたちに未来はあるのか』(小学館101新書)
池田清彦共著『正義で地球は救えない』新潮社
竹村公太郎共著『本質を見抜く力　環境・食料・エネルギー』PHP新書
角田光代共著『脳あるヒト心ある人』扶桑社新書
池田清彦共著『ほんとうの環境問題』新潮社

2009
『読まない力』PHP新書
『養老孟司の旅する脳』小学館
岸由二共著『環境を知るとはどういうことか　流域思考のすすめ』PHPサイエンス・ワールド新書
河野和男共著『虫のフリ見て我がフリ直せ』明石書店
久石譲共著『耳で考える　脳は名曲を欲する』角川oneテーマ21
渡部昇一共著『日本人ならこう考える　日本と世界の文明放談』PHP研究所

2010
徳川恒孝共著『江戸の智恵　「三方良し」で日本は復活する』PHP研究所
『養老孟司の大言論』新潮社（全3巻）〈2014年新潮文庫〉

2011
小島慶子共著『絵になる子育てなんかない』幻冬舎
池田清彦共著『ほんとうの復興』新潮社

2012
『庭は手入れをするもんだ　養老孟司の幸福論』中央公論新社〈2015年『養老孟司の幸福論　まち、ときどき森』中公文庫〉
『日本のリアル　農業、漁業、林業、そして食卓を語り合う』PHP新書（4名との対話集）

2013　隈研吾共著『日本人はどう住まうべきか?』日経BP社〈2015年新潮文庫〉
『バカの壁のそのまた向こう』かまくら春秋社
2014　『身体巡礼　ドイツ・オーストリア・チェコ編』新潮社〈2016年新潮文庫〉
『「自分」の壁』新潮新書
隈研吾共著『日本人はどう死ぬべきか?』日経BP社
アルボムッレ・スマナサーラ共著、釈徹宗聞き手『無知の壁　「自分」について脳と仏教から考える』サンガ新書
2015　『文系の壁　理系の対話で人間社会をとらえ直す』PHP新書（森博嗣、藤井直敬、鈴木健、須田桃子との対話集）
『虫の虫』廣済堂出版
藤原正彦、半藤一利共著、五木寛之聞き手『インテリジェンスの原点』扶桑社
丸山宗利、中瀬悠太共著『昆虫はもっとすごい』光文社新書
C・W・ニコル共著、青山聖子聞き手『「身体」を忘れた日本人』山と溪谷社
近藤誠共著『ねこバカ　いぬバカ　ペットの長生き、医療、看取り対談』小学館
2016　『骸骨考　イタリア・ポルトガル・フランスを歩く』新潮社〈2019年新潮文庫〉
南伸坊共著『老人の壁』毎日新聞出版
『京都の壁』京都しあわせ倶楽部・PHP研究所
2017　『遺言。』新潮新書
南伸坊共著『超老人の壁』毎日新聞出版
名越康文共著『「他人」の壁』SB新書
2018　『半分生きて、半分死んでいる』PHP新書
小島慶子共著『歳を取るのも悪くない』中公新書ラクレ
2019　『神は詳細に宿る』青土社
近藤誠共著『孟司と誠の健康生活委員会』文藝春秋
柏木博、中川恵一共著『がんから始まる生き方』NHK出版新書

2020
『AIの壁　人間の知性を問いなおす』PHP新書（羽生善治、井上智洋、岡本裕一朗、新井紀子との対話集）
山極寿一共著『虫とゴリラ』毎日新聞出版
伊集院光共著『世間とズレちゃうのはしょうがない』PHP研究所
海野和男写真『虫は人の鏡　擬態の解剖学』毎日新聞出版

ちくま新書
1556

養老孟司入門《ようろうたけしにゅうもん》
――脳《のう》・からだ・ヒトを解剖《かいぼう》する

二〇二一年三月一〇日　第一刷発行

著　者　布施英利（ふせ・ひでと）
発行者　喜入冬子
発行所　株式会社　筑摩書房
東京都台東区蔵前二―五―三　郵便番号一一一―八七五五
電話番号〇三―五六八七―二六〇一（代表）
装幀者　間村俊一
印刷・製本　株式会社　精興社

ISBN978-4-480-07374-7 C0240

ちくま新書

569 無思想の発見 養老孟司
日本人はなぜ無思想なのか。それはつまり、「ゼロ」のようなものではないか。「無思想の思想」を手がかりに、日本が抱える諸問題を論じ、閉塞した現代に風穴を開ける。

363 からだを読む 養老孟司
自分のものなのに、人はからだのことを知らない。たまにはからだのことを考えてもいいのではないか。口から始まって肛門まで、知られざる人体内部の詳細を見る。

615 現代語訳 般若心経 玄侑宗久
人はどうしたら苦しみから自由になれるのか。言葉や概念といった理知を超え、いのちの全体性を取り戻すための手引を、現代人の実感に寄り添って語る新訳決定版。

434 意識とはなにか ——〈私〉を生成する脳 茂木健一郎
物質である脳が意識を生みだすのはなぜか？ すべてを感じる存在としての〈私〉とは何ものか？ 人類に残された究極の問いに、既存の科学を超えて新境地を展開！

1297 脳の誕生 ——発生・発達・進化の謎を解く 大隅典子
思考や運動を司る脳は、一個の細胞を出発点としてどのように出来上がったのか。30週、20年、10億年の各視点から、その小宇宙が形作られる壮大なメカニズムを追う！

1256 まんが 人体の不思議 茨木保
本当にマンガです！ 知っているようで知らない私たちの「からだ」の仕組みをわかりやすく解説する。病院での専門用語でとまどっても、これを読めば安心できる。

1453 人間のトリセツ ——人工知能への手紙 黒川伊保子
AIと人間は、こんなに違う!! 黎明期からのAI開発研究者が断言する、ほんとうの境界とは。「人工知能に何をさせないか」が分かる、人類初のトリセツ。